精神医療は誰のため？

ユーザーと精神科医との「対話」

◉精神医療ユーザー　NPO法人全国精神障害者ネットワーク協議会
（ストロベリーママ＋徳山大英＋藤田幸廣＋山梨宗治）
◉精神科医　伊藤哲寛＋上田啓司＋野中 猛
◉座長　八尋光秀（弁護士）

協同医書出版社

本書について

本書は精神医療ユーザー（ＮＰＯ法人全国精神障害者ネットワーク協議会、略称：「ゼンセイネット」のメンバー）と精神科医との間で三回にわたって行われた「対話」をまとめたものです（二〇一三年三月二二日、四月一日、五月一二日）。ゼンセイネットでは毎年全国の精神医療ユーザーを対象に独自のアンケート調査を実施し、その結果を「精神医療ユーザーアンケート１０００人の現状・声シリーズ」として発行しています。そのきっかけは、メンバーの一人が厚生労働省の「精神病床に関する検討会」の当事者委員を務めた際、政策決定の根拠とされた専門家による統計調査の結果が、当事者自身の実感・実情と乖離していることを痛感したことです。精神医療の現場における患者と医療者の間に広くあるはずの大きなギャップは自分たちで示していくしかない、ということで始めたそうです。

それから十年余り経ち、当事者が自身の経験を語る書籍も増えていますが、医療者と一緒に作り上げるものはまだわずかです。互いに違いがあることは当然でも、違いを見つめつつ、場を共にして「よりよい」精神医療という共通の大きな目的を持って対話を試みることで、それぞれの立場で何ができるのかを探り、あるいは確認することで見えてくるものがある――本書の目的はそこにあります。

この対話は長年精神医療問題に関わってきた弁護士が間をとりもち、ゼンセイネットのメンバーは自らの経験とともにアンケート調査の結果に基づいて広く精神医療ユーザーの声を聞かせてくれます。三人の医師も自らの長年の経験をもとによりよい医療、より生きやすい社会への手がかりを求めて耳を傾け、語ります（野中猛先生は病をおしてご参加くださいました）。

この対話自体が一つの試みであり、これまでの成果であり、今後への布石でもあります。

目次

●対話の参加者●

［座長］

八尋光秀（やひろ・みつひで）

一九五四年生まれ。西南学院大学卒業。弁護士。一般事件のほか、医療過誤事件、薬害ＨＩＶ訴訟、ハンセン病国家賠償訴訟、薬害肝炎訴訟などの集団訴訟、刑事冤罪事件などを手がける。当事者活動にも広く関わっている。

〜・〜・〜・〜・〜・〜・〜・〜

［精神医療ユーザー］

ＮＰＯ法人 全国精神障害者ネットワーク協議会（略称：ゼンセイネット）

二〇〇三年に精神障害者九州ネットワークとして発足。二〇〇四年には日本では初の精神医療ユーザーによるアンケート式調査を全国の精神医療ユーザーに実施し、その結果を二〇〇五年に刊行。以来毎年調査、研究報告書を発刊。それらの成果に基づいて政策提言を行うほか、ユーザーが望む生活の質の向上に寄与する様々な活動を行っている。メンバーから以下の四名が参加。

徳山大英（とくやま・おおひで）

ゼンセイネット会長、調査研究委員。一九五七年生まれ。佐賀大学農学部中退。大学一年の時に統合失調症発病。入退院は十二回。最終入院は二十四年ほど前。

山梨宗治（やまなし・むねはる）

ゼンセイネット事務局長、調査研究委員。一九五六年生まれ。日本大学生産工学部卒業。高校生の頃に統合失調症を発病。入退院は十回以上。最終入院は十六年ほど前。行政の委員や、他の当事者団体の理事なども務める。

ストロベリーママ（仮名）

ゼンセイネット監事、調査研究委員。四十歳代。二十三歳の時に統合失調症を発病、三カ月入院。他の当事者団体でも広く活動。

藤田幸廣（ふじた・ゆきひろ）

ゼンセイネット理事、調査研究委員（二〇一五年四月まで）。一九五五年生まれ。一九九二年の事故により重度の身体障害。ＮＰＯ法人自立生活センター福岡代表。

〜・〜・〜・〜・〜・〜・〜・〜

［精神科医］

野中　猛（のなか・たけし）

一九五一年生まれ。弘前大学医学部卒業。病院勤務を経て、埼玉県立精神保健総合センター。二〇〇一〜二〇一二年、日本福祉大学社会福祉学部保健福祉学科教授。二〇〇九年より日本精神障害者リハビリテーション学会会長。二〇一三年七月没。

伊藤哲寛（いとう・てつひろ）

一九四〇年生まれ。北海道大学医学部卒業。北海道立緑ケ丘病院院長、北海道立緑ケ丘病院附属音更リハビリテーションセンター所長、北海道立精神保健福祉センター所長等を歴任。現在は北見赤十字病院精神科、広域紋別病院精神科に非常勤医として勤務。

上田啓司（うえだ・けいし）

一九四八年生まれ。熊本大学医学部卒業。熊本大学中毒研究施設を経て、熊本大学精神神経科、国立療養所菊池病院、宮崎県立富養園院長を務める。二〇一三年六月よりくまもと青明病院院長。

＊ＮＰＯ法人全国精神障害者ネットワーク協議会（ゼンセイネット）の調査について＊

目的：「当事者本位の精神医療・保健・福祉の実現：これまでほとんど顧みられることがなかった精神医療ユーザー（当事者）の生の声を調査、集約し、その切なる思いと生活ニーズを広く周知させることにより、わが国の精神医療ならびに保健・福祉サービスを当事者本位へと転換していくきっかけづくりに資する。」。

調査方法：アンケート式調査票を全国の患者会・当事者会へ郵送発送、回収調査

調査対象：十歳以上の精神医療ユーザー約千人。全国の地域生活者である障害者及び病者団体とその近辺の当事者

配票数：（例二〇一三年度）七八八団体五二二三票

回答者数：（例二〇一三年度）一〇五八人（回収率二〇・〇％）

〈問合先〉ゼンセイネット福岡事務局
八二〇-〇〇二一　福岡県飯塚市潤野二八八-一-一〇一
電話：〇九四八-二五-八九三九　ファックス：〇九四八-二五-七八九九
E-mail：ymns@zenseinet.com

●精神疾患・精神障害に関する主な法律の変遷●

精神病者監護法：一九〇〇年（明治三三年）施行

精神病者を対象とした日本ではじめての法律。治安・社会防衛の目的が強く、精神病者を監置（監禁）・管理する手続きを定めた。当時精神病院は非常に少なく入院費用の補助もなかったため、実質は私宅監置（いわゆる「座敷牢」）を合法化し、その責任義務を家族（監護義務者）に負わせたもの。

精神病院法：一九一九年（大正八年）制定

精神病者監護法への強い批判と国公立病院建設の訴えが背景にあるが、国立病院の設置規定はなく、道府県への設置も義務ではなく民間病院の代用指定を可能とした。精神病者監護法は存続し、私宅監置の実態は変わらなかった。

精神衛生法：一九五〇年（昭和二五年）成立

これにより上記二法は廃止、私宅監置は禁じられた。精神障害者の「医療及び保護」を法の目的とし、都道府県への公立精神病院の設置を義務、知事による入院措置、保護義務者の同意による入院（要不要の判定は「精神衛生鑑定医」が行う）などが規定された。しかし公立病院の設置は進まず、増床を目指す国の施策により民間の精神病院が急増。結果として施設への隔離収容が促進される。一九六四年のライシャワー事件（駐日米国大使が精神障害の少年にナイフで襲われ負傷）を契機とした翌年の改正では、通院医療費公費負担、各都道府県への精神衛生センターの設置などの一方、措置入院が強化された（緊急措置入院の新設）。

精神保健法：一九八七年（昭和六二年）成立

一九八四年の宇都宮病院事件（入院患者が看護職員の暴行などにより多数死亡）をきっかけに、国の内外から精神障害者の人権擁護の声が高まり精神衛生法を改正・改称。「社会復帰の促進」を法の目的に加え、本人の同意に基づく任意入院制度、入院時の書面による権利等の告知制度、精神医療審査会の創設、社会復帰施設に関する規定などが設けられた。精神衛生鑑定医制度は精神保健指定医制度へ、保護義務者による同意入院は「医療保護入院」と名称変更。

精神保健福祉法（精神保健及び精神障害者福祉に関する法律）：一九九五年（平成七年）施行

一九九三年に初めて精神障害を身体障害や知的障害と同様、福祉施策の対象とした障害者基本法が成立。それを踏まえ精神保健法を改正・改称。精神障害者の「福祉の増進」をめざし「自立と社会経済活動への参加の促進」が加えられる。医療保護入院を行う精神科病院への指定医の必置、精神障害者保健福祉手帳制度の創設、社会適応訓練事業の法制化など。その後、一九九九年の改正では精神障害者地域生活センターなどの福祉サービスが規定された。

医療観察法（心神喪失等の状態で重大な他害行為を行った者の医療及び観察等に関する法律）：二〇〇五年（平成一七年）施行

二〇〇一年大阪で、侵入者により児童教師が殺傷される池田小事件が起き、犯人に精神科通院歴があったことを理由に制定された。「触法」精神障害者に「指定医療機関」で一定期間強制的に入院・通院治療を受けさせるもの。「適切な医療を提供し、社会復帰を促進する」としているが、成立過程や運用の仕方など多くの問題が指摘されている。

参考：秋元波留夫：精神保健法の成立をめぐって（リハビリテーション研究 一九九六年四月）
http://www.dinf.ne.jp/doc/japanese/prdl/jsrd/rehab/r086/r086_027.html
新版精神医学辞典（弘文堂　平成五年）：精神病院法（佐藤壹三）、精神衛生法（加藤正明）
厚生労働省：みんなのメンタルヘルス　http://www.mhlw.go.jp/kokoro/nation/law.htm

●精神科における入院形態（精神保健福祉法）●

措置入院／緊急措置入院

【対象】入院させなければ自傷他害のおそれのある精神障害者

【要件等】精神保健指定医二名の診断の結果が一致した場合に都道府県知事が措置（緊急措置入院は、急速な入院の必要性があることが条件で、指定医の診察は一名で足りるが、入院期間は七十二時間以内に制限される）

医療保護入院

【対象】入院を必要とする精神障害者で、自傷他害のおそれはないが、任意入院を行う状態にない者

【要件等】精神保健指定医（又は特定医師）の診察及び家族等*の同意が必要（特定医師による診察の場合の入院期間は十二時間以内に限られる）

任意入院

【対象】入院を必要とする精神障害者で、入院について、本人の同意がある者

【要件等】精神保健指定医の診察は不要

応急入院

【対象】入院を必要とする精神障害者で、任意入院を行う状態になく、急速を要し、家族等*の同意が得られない者

【要件等】精神保健指定医（又は特定医師）の診察が必要であり、入院期間は七十二時間以内に制限される（特定医師による診察の場合は十二時間まで）

引用：厚生労働省精神・障害保健課：入院制度について
http://www.mhlw.go.jp/stf/shingi/2r985200000101rg-att/2r985200000101xf.pdf

*平成二六年四月の改正以前は「家族等」ではなく「保護者」だった。

第1章 私たちの経験——自己紹介をかねて

八尋● 座長の八尋光秀です。よろしくお願いします。この対話では、精神医療や精神保健の改善ひいては社会（市民）の認識を変えていくという大きな共通の目的を見ながら、双方の現場である臨床のあり方を中心に話を進めます。精神科医をはじめとする医療職またユーザー自身が、行動を変えていく上での手がかりを提供したいと思います。まずは自己紹介的に、主に精神医療にまつわるご自身の経験をお話しいただき、そこから入院や治療や人生のあり方などに踏み込んでいけたらいいなと思います。

ではユーザーの方からお願いします。お話しいただく時に、生きづらさを感じていた治療開始前の自分の生活状態、治療開始して病と治療に向き合ってる時、その後、病も治療関係も安定して地域生活を回復した今の生活、これらの点を意識してお話しください。その上で私から質問を挟ませていただきたいと思います。ではお願いします。

❖ 妄想と現実の世界 ❖

徳山● 徳山大英です。僕は二浪目の大学受験の時に二月の初めくらいから夜寝られない状態が続いて、四月に大学に入って、だんだん妄想が湧いてきました。ある臨床心理士の先生のところに泊まった時に、妄想で夜寝られなくて朝方歩き回ったんですね。その方が統合失調症と判断されて、僕を精神病院に連れて行きました。もう即、押さえつけられて注射を打たれて目が覚めたら閉鎖病棟。カギのかかる部屋に入院させられていました。その中の人たちは異様な雰囲気なんですね。その中で、「オレはなんなんだろう」と思いました。同じ時期に二人が閉鎖病棟に入院したんですが、二人とも病気じゃないって言って、共同して「出してくれ、出してくれ」って扉をドンドン叩いて……。

僕は一回目の入院の時、三回か四回無断離院しました。もう三十五年前、一九七八年ですから精神衛生法（ixページ参照）時代ですけれど、その時に、今は僕の主治医の上田先生が熊本大学の医局からアルバイトで来られていたんです（笑）。僕それ以来同じ病院にかかってますすけど、僕らゼンセイネットの統計で見ると、三十年以上同じ病院っていうのは千人中たぶん五、六名くらいしかいないんです。それで、僕の病院は精神衛生法時代に七割が開放病棟だったし、割と、よかったなっていう感じがします。最初の主治医はすぐ開放病棟に出してくれました。そして僕は夜中に窓から抜け出してタクシー拾って、友達のところに行って金借りて大学に帰って、捕まってまた病院に入れられました。そして、保護室。また開放病棟に出してくれて、また逃げ出して。四回目くらいの時にもう観念しました。けれど、それだけ無断離院した僕を院長はよく開放病棟に出してくれたなぁって思ってます。ただ、精神病院のおかれた状況っていうのは、比較的よかったうちの病院でも看護師の資格を持たない看護人は筋骨隆々の柔道何段とかそういう人たちがいて、平気で暴力事件がありました。僕は宗教的妄想があって肉を一切食わないと決めてたんですが、チャーハンにハムが入っていたので、食べないって言ったらむりやり口の中にハムと薬を入れられたこともありました。

八尋●その妄想が出てきて錯乱状態になったって、具体的にどんなことですか？

徳山●例えばですね、一カ月五万円の仕送りだからお金もないのに、なんか知らないけど佐賀と熊本を二週間のうちに五回くらい行ったり来たりしたんですよ。

八尋●どんな妄想が出るんですか？

徳山●自分が神懸かり的な感じになったんです。神になったような感じがするんです。

八尋●なんの神です？

徳山●いや、わからないです。

八尋●漠然とした神なんですか。

徳山●はい。ただ自分がなんか知らないけど人間じゃないみたいな感じになったんです。

八尋●自分で妄想だって言われますけど、その時はわからないんでしょう？

徳山●大学で植物クラブに入ったんですけど、黒髪山っていう植物の多い山に夜中に登っていって、神社の祠にあった千手観音を盗もうとして捕まって。その時は黙ってお坊さんは帰してくれたんですけど、そんな状態で明らかにおかしかったですね。

八尋●徳山さんの場合は幻覚も幻聴もないんですか？

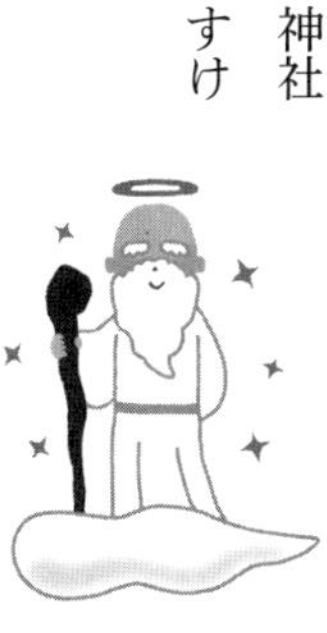

徳山● その時は妄想だけです。

八尋● 妄想っていうのは目に見えないんでしょう？

徳山● 見えないです。頭に浮かんだことを信じ込んじゃったんですよね。あり得ないことを信じ込んじゃったんですよ。普通は偶然として片付けるようなことを必然だと……ずうっと関連を勝手に意味付けていって、人からみれば荒唐無稽な理論を構築しちゃって、それに錯乱状態が加わって、入院だったんです。

八尋● それで治療を受けますよね、治療を受けてからどういうふうに変化するんですか。

徳山● 治療を受けると――レボトミン®[1]を飲んでると、まず妄想が浮かばなくなります。妄想が浮かぶだけの頭が働かなくなります。

八尋● それは自分にとって邪魔なものにならないんですか？

徳山● 邪魔なものです。不快です。妄想があったほうが体は楽しいです。妄想があった時のほうが生き甲斐があるんです。妄想がなくなって幻聴がなくなったから自殺する人結構いるんですよ。

八尋● 治療を受けて、その不全感で何度も自分で離院したりすることになるのですか。

徳山● だってそれを妄想と認めていないから。僕は強制的に入れられた、不法監禁されたんだと思うから。病気と思ってないわけですから入院する必要もないから、無断離院するんです。それで、僕十二回入院してますけど、入院が四回目か五回目の頃から頭にぽんぽんと言葉が浮かんでくるようになったんです。それだけだったらよかったのが実際に声として聞こえてきはじめて、命令するんですね。あっち行けこっち行けとか。殺すぞとか。命令通りに動いていって、錯乱状態でまた入院です。一回

1　一般名レボメプロマジン。定型抗精神病薬（注4参照）。強い鎮静作用を持つ。

目の時はほんと軽かったんですよ。何回か入院を繰り返すたびに重症化していったので、ほんとに精神病院の治療ってなんなのかなぁって思いました。何がターニングポイントだったかっていったら――七年間行った大学を辞めて、お金がなくなったので一般就労せざるを得なくなったんです。そうすると、高卒でなんの身分もない、重労働するしかないなかで、今度は統合失調症のうつが始まった。生活が苦しくて、生きるのがつらくて自殺したんですけど、死ななかったんですね、結局は。その時は妄想も何も湧いていませんでした。病院で手首を縫われながら、死ねないなら生きるしかないって思った時に、ああ、自分は病者なんだっていうことを、自分で思ったんです。自分はまっとうな仕事もできない、薬も飲まなくちゃいけない、病者なんだって。八回目くらいの入院の時からです。幻聴とつきあっていこう病気とつきあっていこう、医者にも本当のことしゃべろう――本当のこと言うと薬増やされますからね（笑）、でも本当のことをしゃべろうと。病気を受容しはじめてから、回復が始まりました。それからどう対処したかというと、生き甲斐だから妄想がないと生きていけないんですね、だから、妄想と現実を分離しちゃったんです。

八尋● それ、どうやって分離するんですか？

徳山● 僕はいっぱい本を読みました。マックス・ウェーバー[2]もずいぶん読みました。彼は精神病を患いましたけど、現実こそ真理だって言って死んだんです。その言葉がいちばん心に残りました。僕は妄想とか異常体験とかいっぱいしてます。それでもこの現実、人がこの現実を認識することが社会で生きて行くスキルになるんだって思いました。だから「現実こそ真理だ」って。妄想にまみれてる時は、人がどう見てるかは関係なかったんですよ、自分だけ。エゴイストでした。今は常に他者がどう見て

2　一八六四―一九二〇。ドイツの社会学者・経済学者。西洋文化の合理主義を経済・政治・宗教・芸術など多方面から究明。理解社会学を提唱し、宗教社会学・経済社会学を確立した。著書に「プロテスタンティズムの倫理と資本主義の精神」「官僚制」など。

るかを考えるようにしてます。そうすると、現実が認識できます。一方で、僕は仏像をいっぱい置いてるし、今でも妄想あるんですけど、現実の世界と分離してます。

八尋● 自分が妄想にコントロールされそうになる、っていうのはわかるものなんですか？

徳山● わかります。いちばんは、幻聴がものすごくひどくなります。

八尋● 幻聴ってどのような感覚ですか？

徳山● 天使とか悪魔とか男とか女の声で実際耳に聞こえてくるんです。小さい声の時は無視できるんですけど、激しい声になったらもう抵抗できないんです。そういう状態になったら観念します。上田先生に、「もう幻聴で自分をコントロールしきらんようになってるけん、レボトミンもらいます」って言って、薬をもらって、過鎮静になって閉じこもって寝てるという状態です。十年間で三回くらいありました。レボトミンを飲むとほんと何もできないんです。インプロメン®[3]っていう幻聴を止める薬を飲んでいた時は眠たくて眠たくて何もできませんでした。薬を飲まされることは、あらゆる生活力を奪われることだったんです。一九九六年に非定型抗精神病薬[4]のリスパダール®[5]が発売されて、上田先生が処方してくれて、それから僕の回復が始まりました。

❖自分の再構築❖

山梨● 山梨宗治です。病気なのかわからないままに入院したっていうのが僕の最初の頃ですね。参考までに言えば、小学校に上がる前に両親が離婚して父親に育てられた。小学校六年くらいで後添えの母親が来て、男の子が生まれて、僕への虐待が始まった。僕は長男で、県の長者番付にのるような家の跡

3 一般名ブロムペリドール。定型抗精神病薬。

4 定型抗精神病薬は従来からの薬で、抗幻覚作用などがあるが、脳内のドーパミン受容体を遮断し、錐体外路症状（注35参照）、便秘や口の渇き、性ホルモンへの影響などの副作用も少なくない。その後開発されたのが非定型抗精神病薬で、錐体外路症状などの副作用は比較的出にくいが、糖尿病や食欲亢進などの副作用がある。どちらにせよ薬の効き方は人によって異

取りとして育てられてたんですが、その子ができた途端に「いらん子」（いらない子）になってしまった。ご飯は別、お風呂は最後とか、家庭内でいろんなことが起きました。話し相手が家族のなかに持てない、しょうがないから部屋に閉じこもる。そうすると、口をきかないからそれは病気だと勝手に決めつけられて親に病院へ連れて行かれた。これが始まりでした。高校生頃だったと思います。入院させられて、別に暴れてもいないんですけど保護室へ入れられた。一週間くらいして出てくる時は薬がたっぷり効いている。病院は……とにかく異様でしたね。異様なのと、周りが大人ばかりの中で上手に立ち回る一種の付き合い術みたいのを覚えてしまって、よけい使いものにならなくなっていくんですね、薬も飲んでるし。学校があるからいい加減には退院させてくれるんですが、また夏休みなんかは入れられるんですよ。邪魔なだけだったんでしょうけど……。親には病気を治せって徹底的に言われる。それは病気なんだ、なんでも病気。病気を治すのに非常に苦労するんですね。薬を飲み続けないといけないから飲むわけです。でもよくわからないんです、病気なのかなんなのか。でも治すことに専念するんです。入れられるのが嫌だから。親に誉められたいための生き方をする、親が認めてくれるまですべてする、自分で決めることは全くない……。

高校も自分が行きたい高校ではなくて、父親のコネで裏口で歯学部に入れるという話がありまして、某大学の付属校に行かされました。でも受験を控えた時期に汚い手口にさすがに嫌になって「いやだ」って言った途端に「お前いくらかかったと思うんだ」ってもう親はカンカンですよ。僕は別に望んでないんですよ、ぜんぜん。結局そのまま親が一方的に歯学部推薦。受からなくて、電気系の学部に行きました。大学に入って親から離れたら、箍《たが》がとれてものすごい楽になりました。それまでい

なるので、主治医と患者が薬の効き具合や副作用について話し合いながら、薬を選択し服用量を決めていくことになる。

5　一般名リスペリドン。最初に発売された非定型抗精神病薬。

つも明日の心配をしてたんですが、明日は不安といった頭は抜けました。卒業して、免許とって電気工事の仕事を始めたんですが、その間に発病するんです。何かっていうと、親元から出たら、対面するのは親の言葉なんですよ。実は高校の時に、うちの帳簿付けを根詰めてやっていて倒れたんです。意識が戻った時に父親が、「このまま逝ってくれればよかった」って言った……その言葉……。それから自殺未遂をするようになり、自暴自棄な行為が始まりました。僕は、そこから発病だと思ってます。首吊って二階から落ちて意識不明で病院に搬送されたり、服薬でもやったし、さんざっぱらなんですよ。今はこうやって平然と話しているけれど、なんで自分は自殺をするのかよくわからなかったんです。親のために生きていたような小さい時があって、捨てられて、存在を否定されて死んでしまえばいいって言われた人間って、もう自分の価値ないのですよね。そうすると自分が価値あるところを探すのです。仕方なくて、仕事かえて全国放浪していました。それで、東京駅に戻ってきて、気がついたらカッター持ってまたやろうとしていた。死ねないのにやろうとしているんです。困ったなと、いささか自分でも困ったなと。いつもおんなじ場面っていうか、死のうとするところに行くわけです。いい加減に止まんないかなと思った時に、一番最初に自分自身の意思で入院した九州の病院が頭に浮かんで、東京から九州まで新幹線で行って、病院に十何年ぶりに電話をしました。たまたま知っているＰＳＷ[6]さんが残っていて、どうしたらいい、自分で死のうとするのを抑えられないって言ったら、もし危険だったら近くの警察に行けばいいって。そう言われたら安心してですね……入院しました。

そのへんから治療に向き合ったということになるんでしょうね。幸いそこの先生は覚えていてくれ

6 精神保健福祉士（Psychiatric Social Worker）一般に精神科ソーシャルワーカーともいう。日本では一九九七年に国家資格化された。精神障害者の社会復帰、生活支

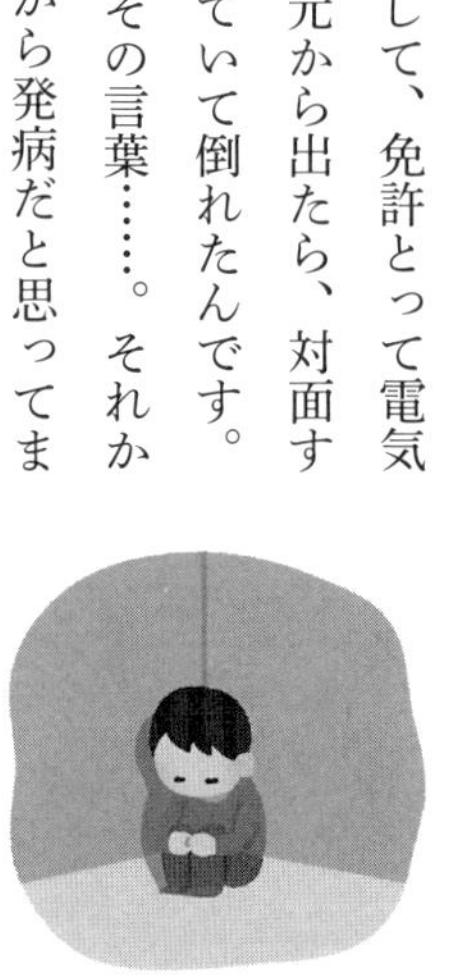

ました。久しぶりに会ったんですけど、最初、タチ悪い入院患者がいるなぁ、古株でそうとう悪いやつだなって思ってたら、院長でした（笑）。その先生は診察室では本当に五秒くらいしか会えない。「ハイ次」で。でもいつもそのへんに、いるんです。白衣を着ないで、麻雀とか賭けタバコとか入院患者と一緒になってやってました。麻雀とかやりながらいろいろ話をして、夜こそっと先生の家に行って飲ませてもらったり、休みの日に行ってみたり。先生は「それが診察だ」って。それでおそらく、お前はだいたいどんなことで悩んでる、こんな病気だっていうので、親の代理または台になって接してくれたんじゃないかなって思いますね。だからいろんな本を見せてみたり、実の息子との関係を見せてみたり、企業家の姿を見せてみたり、不渡りが出そうだってその手当を必死にやってる姿とか、そういうのをそのままを見せてくれた。半分くらいは「医者」が入ってるかもしれない、それはよくわからないんですけど。それで価値観が変わったんでしょうね。それまで医者とすごい開きがあってどの医者ともうまくいかなかったんですよ、話をしても。でもこの先生普通だよな――「普通」っていうのがおかしいですけど……まあなんとなく気が合って。退院してデイケア行きながら、仕事探しながらも、ちょっとたまに会うと「飲み行こうか」「ご飯食べ行こうか」という関係で。でも、あんまりいい話じゃないんですけれど、三カ月で退院の予定でしたが、仕事紹介してやるからって騙されて一年半くらい入院してた。院長にいいように使われたんですね（笑）。パソコン教室つくったり、美術館つくったり文集やってみたり、いろんなことやってたんです。仕事紹介してもらえないかな、と思いながら。そのうちに女房と出会いました。その時はちょっと調子がよくて、その勢いで、滅多に人に声をかけないのに話しかけました。当時はもう人が嫌になっていてあんまりしゃべ

援、社会参加に向けての支援活動を行う。医療職ではないため業務は医師の指示によらないが、「主治医がいれば、その指導を受ける」義務はある。

らなかったから、入院中は手で口を伸ばして、動かして、形を作らないとしゃべれないような感じだったんです。でも女房にたまたま会って声かけて、結婚して。僕は当時いろんな地域の患者会つくってみたり、当事者活動っていわれるものを始めてたんですけど、支援者も全くなかった。まあ、直接的支援者じゃないけど、親との問題もその先生が入ってくれて女房側の親を呼び出してちゃんと認めさせてくれました――うちの親なんか来るわけないですからね。でもあんなに仕事したのになんでぜんぜんオレを使ってくれないんだと、そこらへんはアンビバレンツだったですね。

自分はぜんぜん価値のない人間って思っていたのに、結婚を喜んでくれたり、価値を持たせてくれたのはやっぱり当事者連中。当事者連中とだったらお互いやっていけると思いました。結構いろいろとやってまして、当時福岡県で、行政から依頼されてピアサポート[7]研修とかやっていたんです。そしたら県のほうがだんだん主体になってきて県が当事者県連をつくろうとしたからみんな引いちゃったんです。で、自分達で福岡県精神障害者連絡会をつくって研修会をやったりしているうちに、理事をしていた全精連[8]の福岡大会をやらないかっていう話になりました。でも全精連の人たちは、どうも誰かに吹き込まれたことをしゃべっているだけで、意思のある人間と感じられなくて、とても一緒にやっていけると思えなかった。そんな状態で全国大会引き受けられないと思ったから、理事をすぐ辞めて、委託業務の形で福岡大会を受けました。九州の仲間に声かけて九州大会もやりました。そのあと統計調査をずっと続けてまして、今日に至るというところですかね。

八尋● その自殺企図っていうのがね、自分でいちばん困ってたわけでしょ。

山梨● そうですね。

7 peer 同じ立場にある仲間のこと。

8 認定NPO法人全国精神障害者団体連合会。一九九三年に結成された当事者団体。

八尋●　それがだいたい自分でコントロールできるっていうか、わかるっていうか、そういうふうになったきっかけっていうのはどのあたりですか？

山梨●　必要とされたから、自殺しなくなっただけなんです。結婚したでしょ、だから死ぬわけにはいかなくなったんですね。要するにそれまで自分の存在が、コイツいてもしょうがないから殺してしまえっていうことだったんです。やっぱり結婚して相手がいるから、必要性を消してしまってはまずいわけです。でも居心地悪いんですよ、すごく。自分にとって。そうすると何が起きたかっていうと、幻聴がまた出たんです。医者にも境界性障害とかいろんなこと言われましたけど。なんていうか、必要とされない人間が必要とされるっていうのに入ると、うまくバランスがとれないんですね。でも毎日それなりにしてると……

八尋●　ちょっと確認ですけど、やっぱり自殺企図の時は幻聴はないんですか？

山梨●　そうです。幻聴に左右されたわけじゃないです。空白です……なんていうのかな……

八尋●　自分の生き方が結構決まってきて自殺企図が収まって生きなくちゃな、というふうに思うとまた幻聴が出始めたのですか。

山梨●　そうです。自殺を繰り返してたのは――これ言っていいのかな……する前、スッキリなんですよ。一回した人間はわかるんだけど、その前の時はクリアなんですよ、スッキリした時間と空間があるんですよ。

八尋●　それは、直前っていうこと？

山梨●　直前。

八尋● 一日とか二日の……

山梨● いえいえ、用意を全部して今から始めるぞっていうその前の時間。なんともいえない……表現が難しいんですけど、本当にクリアなスッキリした時間です。それを覚えたら、それがいいんですよ。

八尋● そのクリアな時間ていうのは自分らしいクリアさとか……

山梨● ない。ない、ないんです。わかりますかね、いろんな悩みからすべての束縛も何もない、なんにもないんです。考えることも。非常に、ない。何もない時間なんです。

八尋● ふうん……それはやっぱりいいわけですか？

山梨● いい。いつもくよくよ悩んでたりああだこうだと考えている人間には、いい。すごく。もうこれで終わるんだ。その前がいいんですよ。それがあるために、おそらく何回か自殺をする。

徳山● 僕もおんなじですね。

八尋● そういうふうに自分のことを整理できはじめるようになったのはいつ頃ですか？

山梨● まったく違う土地で新しい家庭をつくったでしょ、女房と僕と。今度子どもができたりして、家族との生活の歴史が刻まれて。そうするとね、新しいものができあがると、ここになんか「と自分の体を触る」……はまっていないものが、パーツがはまってくるような感じ、だんだんだんだんはまった感じになっていって……

八尋● 子どもができて家庭という基盤を持つことによって、自分のパーツができる……

山梨● なかったものが埋められる、再構築って呼んでるんですけど、再構築されるみたいな感じなんですよね。僕のところはすごく嫌な家庭だったから……それが初めてつくる「家族」っていうのができて、そこに自分がだんだんできてくるでしょ、そうするとカラだったところに詰まってくる感じで。それが自分にとっていちばん治療になったっていうか。で、ある日突然幻聴も止まったんです。きっかけはわかりません、薬を止めたとか飲んだとか関係なし。タバコも関係ない。ある日聞こえないんですよ。へんに聞こえないんですよね。でも、うちの子どもの声とか聞こえるしうちに人がいっぱいいるから淋しくもなかった。でもやっぱりへんな感じでしたよ、聞こえないっていうのは。

八尋● 山梨さんの場合は、幻聴と現実の音っていう区別は最初からついたのですか？

山梨● できてなかったけど、人からわからないようにそれに反応はしてない。だから、診察とかで待っていて「山梨さ〜ん」って聞こえても知らん顔してて。幻聴が言ってると思ってるわけですよ、自分では。不便でしょうがなかったですよ（笑）。誰かが呼びに来て「ああ…」みたいな感じで。

八尋● 人が反応してくれて、動くようにしてたんだ。

山梨● 自分が幻聴に左右されて動くと病的なことをするわけでしょ、だから、聞こえてても動かないようにするのがコツで。まともに聞いて動き出すと探し回るんですよ、家中を。さんざっぱらやったんです。そのうちに、これやってもしょうがないから聞き流そうと思って、聞こえない振りをする、相手にしない。そうしたら……ああ、それでだんだん止んだのかもしれないですけどね。相手しているとどんどん増えますね、僕の場合ですけど。

徳山● 相手にしてると増えます、ホント増えます。

❖「病気」への気づき❖

ストロベリーママ● ストロベリーママです。私は、母親が精神、身体、知的と障害を持っていて、父親がアルコール依存症、姉が薬物依存症という家庭の中で育ちました。母親は私を産む時に生きるか死ぬかで危なかったらしいんですよね。それがネックで、○歳の時から虐待みたいのが始まっていたみたいです。物心ついた時から入院していた母親のお見舞いに行っていたので、精神科はカギをかけられるとかそういうのは知っていました。普通にお見舞いに行っていたので偏見とかそういうのは自分にはなかったんですけど、でも家族は、精神障害者っていうのは弱い、精神障害者は頭がおかしいというような……。私は二十六歳で結婚したんですけど、それまでの二十五年間は、毎日大喧嘩の、何をしても怒られるような、そういう日々が続いていて、対人恐怖症というかおびえることしか知らなかった……。家族というものは喧嘩するのは当たり前、そういう……過去はもう、毎日喧嘩の記憶しかないんです。

二十三歳の時に発病したんですけど、その時も、父親からも姉からも精神病は頭がおかしいとか、精神障害者は弱いとかそういういろんな虐待——虐待っていうかひどいことを言われて、頭がおかしいからどうのこうのとか、本当のことでも嘘のことでも、あっちでもこっちでも言いふらされるというようなことがありました。姉が看護師をしていたから病院に行ってもなんとなく落ち着かない雰囲気でした。そのうち幻聴とかいろいろ聞こえてきてわけがわからなくなって、入院しました。しばらくは何もわからないような状態だったと思いますが、隣の病室の人がいて、ある時、一緒にいた時にその人が、手が切れるとか足が切れるとか言ったんです。それで、この人なにを言ってるんだろうって思って、あ、この人病気だ、あ……わたしも病気だ……。その時に私も病気だって気づきました。初めは看護長から、私は一生入院するだろうって言われていたんです、幻聴とかで気がおかしくなっていったから。でも病気だと気づいた時から三カ月で退院しました。発病したのは十七年前で、統合失調症です。三カ月で退院して、デイケアに通ったりして生活してて、主人と出会ってつきあうようになって。両親には結婚を反対されて、鞄一つ持って彼の家に行って。その結婚当時も、幻聴も妄想もひどかったんですよね。

八尋●　どんなのがあったんですか?

ストロベリーママ●　日常、幻聴と会話をするんです。でも何かあるたびに主人と私で話し合いました。理解するまで夜も寝ないで話していて、気づいたら朝方になっていた日もたびたびありました。その間に、施設に通ってても先がないから就職したいねっていうことになって、ヘルパーの資格をとったけど半年くらいで辞めてしまって、自助会とかゼンセイネットの前の九州ネットワークとか当事者活動をたくさんやりだしたのがその時期です。そういう活動を続けていて、山梨さんが言ったように全精連の全国大会とかがあったりでいろいろ忙しい感じで生活していました。それで、そろそろ落ち着いたから、子どもつくろうかってなって。で、薬の副作用で[9]プロラクチンが高かったから治療してたんですけど、一回目は流産してしまった……。その当時の主治医は、一般の人も奇形児を産むって言ったんです。どういう意味なのかと思いましたけど……。その後また妊娠して、主治医にはその時の私の病状と妊娠に考慮して薬を処方していただきました。夫婦二人は障害者だけど、子どもは健康で生

9　プロラクチンは乳汁を分泌させる働きをもつホルモンで、本来は授乳期間に多く分泌され、その間の排卵を抑制する。定型抗精神病薬の副作用として高プロラクチン血症が起こることがあり、乳汁分泌や不妊（排卵障害・無月経）に結びつく。

まれてきました。

徳山● 薬やめてたもんね、ストロベリーママさん。

ストロベリーママ● 一人目の時にうまくいかなくて稽留流産したから、薬を飲むのをやめて、頓服で飲んでたんですよね。調子の悪い時は、主人とか周りの人から支えてもらって妊娠をのりきったっていう環境で。そのあと何年かして両親が病気で亡くなって、それがあって、その過去の恐怖とかいろいろから抜け出したっていったらおかしいけど、不安、恐怖がなくなったんです。落ち着いてから振り返ると、例えば食べることとか寝ることとか言葉をしゃべることとか、当たり前のことかもしれないけど、そういうことが安心してできるようになったっていうのが結婚したあと。結婚してすぐは「安心」っていうことに気づきませんでしたけど、最近、ああなんにも悩みもない（笑）…悩みもないっていうか、いつも主人と二人話しているし、いつも何かあったら――幻聴とか聞こえてても、主人がいて、「今なんか聞こえたんだけど」っていったら「幻聴だよ」「ああ、そう」っていう感じで終わるので。

八尋● ストロベリーママさんの場合、今は幻聴とか妄想は自分で区別できるんですか？

ストロベリーママ● 今は。でもできない時は……

八尋● 聞くの？

ストロベリーママ● ええ、いつも聞いてる。

八尋● そういうふうに聞くようになったのは結婚してからでしょう？　聞けるようになったきっかけとかあるんですか。

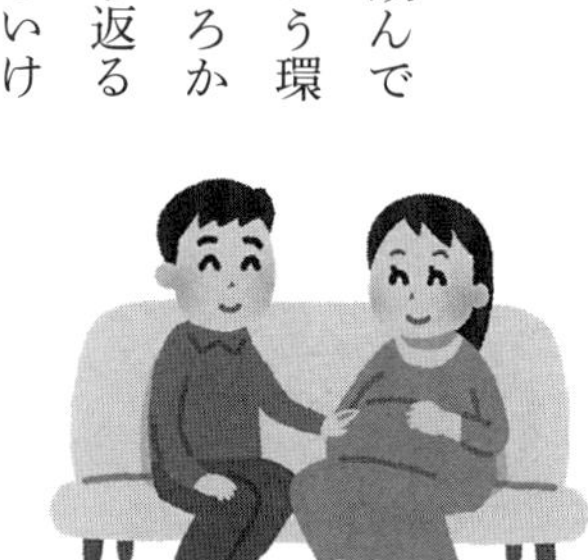

ストロベリーママ● きっかけ、ですか？ 主人も「今なんか聞こえた？」とか普通に聞くから……。初めは幻聴と現実と区別がつかなかったけれど、時間がたつにつれて経験や安心感などからいつの間にか区別できる時もあるようになりました。

八尋● でも初めのうちは、幻聴かどうか聞けないでしょ？ 聞けるようになったのはどういうことから？

ストロベリーママ● 相手も聞こえていて、それは同じ病者同士だから。

八尋● ああ、そうするとスッといくわけですか？

山梨● 僕らの調査で見ると、当事者同士で結婚している人と当事者以外とで結婚している人は半々くらいなんです。で、当事者同士の結婚で意外と長くもっているのはそういう病状を、共通性があるからすぐわかるからだと思います。いつもピアカウンセリングやってるようなものだから。

ストロベリーママ● 結婚して十五年になります。もう両親も亡くなって――亡くなったおかげで私が回復したみたいなところもあるんですけど……過去は虐待とか喧嘩とか当たり前だったので……。これまで主人に誘われるようにして自助会とかゼンセイネットとかいろいろ活動してきました。実は初めは、私はほかの人に精神病者ということをわかられたくないから、嫌だ嫌だと思って……いっつも嫌だ嫌だと思って活動してたんですけど、でも、いつの間にか、自分は病気だけれども仕事としてやるんだって思っていたら、いろんな勉強になることもいっぱいあって、今も続けられています。精神障害者でも健常者でもほかの障害者でも誰でも、「人の精神というものは、考えや感情や表現や行動力など生活にすべて関わるもの」だから、本人や周囲がお互いが理解して過ごすのが理想だと私は思います。

❖ 発想の転換 ❖

藤田● 藤田幸廣です。僕は頸髄損傷で車椅子生活です。割と普通のサラリーマン家庭で育ちました。小学校の時は在日の子もいて遊び友達でした。近所のおばちゃんは「あそこは行かんほうがいいよ、遊んじゃだめよ」って言うなかで、僕の両親はなんにも言わないから遊びに行っていた。そこは川沿いに豚を飼っていて、餌になる残飯を回収してくるんですね、お父さんお母さんが。回収物としてたまにおせんべいとかを持ってくるとそれをおやつ代わりに食べる、そんな環境で育ちました。偏見とかそういう意識はないですね。小中学校にはてんかんの子とか、身体（障害）の子も知的（障害）の子もいました。小さい頃からそういう環境で育って、あんまり違いも感じないようになっていたんですね。普通、見てわかる身体の障害があれば、あの人障害者だねとわかるけど、聴覚とか内部疾患の人はまったくわからないし、精神の障害っていう人も見てもわからない。わかるっていったら目つきがおかしい、よだれが出てる、なんかこわばっている、怪しいよね、目を合わさんほうがいいと言う。でもそれは薬の影響で、本来あれは病気じゃない。そういう姿を見て精神障害者って位置づけられているのかなっていうくらいの気しかないですね。

僕は二十三歳の時結婚しました。配偶者は被爆二世で、催奇性[10]のある薬を服薬するのと同じように子どもに影響が出る可能性があるということで親族に結婚を反対されました。それで僕のほうの親族とはつきあいがなくなった。子どもが欲しいねっていう時に、考えてしまう、配偶者がね。大丈夫かなって。もし指一本なかったらどうしよう。僕は、指一本なくたって生活している人もいるって。

10 催奇形性ともいう。胎児に形態的・機能的な異常を誘発する性質。薬、放射線、ウイルス感染などの催奇形因子がある。

じゃあ腕一本なかったら、とかもういらんこと考えていた。生まれた時、「指……いち、に、さん、し、ご。ああ、ある」って。配偶者は年に一回県の被爆者健診に行っていますが、そういう不安がすごくあった。二人目も無事に生まれたけど、内部疾患、臓器類はどうかと心配しました。配偶者は腎臓が少し変形しているみたいで、たまに腰が痛いとかよく熱が出たり、扁桃腺腫れたりする、それが被爆二世であることと関係していると考えていた。ずっと働きたいということだったので、共働きで僕自身も炊事洗濯、保育園の送り迎えもしてきた。それから僕が突然交通事故に遭って……。

悲鳴が聞こえてきて目が覚めたら、天井を見ているんですよ、首が動かないように頭が固定されて。あれ、なんだろう、どうなっているんだろう、なんでここにいるんだろうと。足が動かない、体が動かない、おかしいよなって。病院なのはわかったんです。看護師が来て「藤田さん、痰のんだら死ぬよ」って。どうしてかというと頸椎[11]のC２とC３がVの字みたいに切れそうになっているって。C２は呼吸を司る神経だから、ごくんっていった時に、プツッと。当時リスクが大きくて、オペのしようがない、どうしようもない、だからじっとするしかない。一カ月以上たっても動かないんですよね。配偶者は仕事、子どもは学校でなかなか病院には来られない。最初はがんばるんですよ、子どももいるし。まだ手足が動くかもしれないと希望もって、唾のむのも我慢して。それが数カ月続いた。状態が落ち着いて、配偶者から障害が残る可能性があると聞きました。ドクターは直接僕に言わなかったんです。それがちょっと悔しい思いをしました。初めて、ああ、これ以上動かなくなる、そしたらもう何もできないなぁと。配偶者、子ども……収入はどうなるだろうか、今までの仕事できるだろうか。パソコンは前に勉強したことがあってアルバイトで会計の決算とか税務申告とかしていたの

11　Cは頸神経（cervical nerve）のこと。頸椎に対応してC１からC７まである。C４以上の障害は高位頸髄損傷といわれ、C３以上では完全麻痺となり、横隔神経の麻痺を伴い人工呼吸器が必要となる。

で、これだったらできるかなとかそんなことばっかり考えて、寝るに寝られない。病院から自宅に戻ったらどうなるのかなと。家族が面倒みる、子どもが面倒みる、自分は何もできない……。その時、自分の存在、否定するんですよね。自分の命をもう止めよう、止めようっていうか、役目かな。だけど自分で自分の息の根を止めることできないんですよ、動けないから。ほんとですよ。頸損（頸髄損傷）でもなんとか動ける人は、やっぱりベッド柵にかけて……何人かいますよ、僕が入院していた病院でも。追い詰められると人間って……。薬に関していえば、眠れない日が続いて、看護師さんが「眠剤だそうか」って言ったけど、ぜったい昼とかどこかで寝てるんで、その必要はないんじゃないかなって思って飲みませんでした。

それで、家にスロープとか設備して退院したのはいいんだけど、誰が面倒をみるってね。トイレ行きたい、ちょっと水飲みたいって思っても、食事の用意をしていたりして「ちょっと待って」って。そうね、我慢しなくちゃいけないよねって。外部からの支援とか介助とかまったくなかったし、病院に長い時間いたから、自分の家の中の居場所がないんですよね、正直言うと。おかしいな、自分はもうここの家族の一員じゃないのかな、そんなことを思いつつ。それでまた体力的に弱くなって、何回か入退院を繰り返しました。そんななかで一人の獣医さんと知り合って、自分の生き甲斐ってなんだろうって考えさせられて。何かしてないといけないと思って、ボランティア集めて週に一回かな、獣医さんのところに顔を出して。本がたくさんあったから自分の頸損とかリハビリ、薬、それからアメリカの自立生活運動のこと、いろいろ見せてもらいました。理論的なことは別にして、自立生活とか社会資源の活用とか制度的なこと――シャツを着るにしろ食事にしろ、支援してもらう、そうすれば自分の時間がとれるし自分がしたいことができる。彼は自立生活運動をやっているわけじゃなくて、たまたまアメリカのほうに学会に行った時に知って、障害を持っている人も街なかで、人の手を借りてでも一人で生活できるよっていう、それは精神障害でも知的障害でも同じだよというのを教えてくれた。すごく[12]エンパワーメントしてもらったんですね。ああそうかと。支援者を確保すれば生活できるんだっていう発想の転換がすごくて、僕も自分で勉強をしたり、ほかの障害を持つ人との関わりのなかで「ああこれだったら自分でなんとかできるかな」と思って、実際行動を起こして一人で生活を始めました。

お金に不自由はしていたけれど、配偶者もいるからむちゃくちゃ困っているということはなかったのでなんとか生きていって。そして自立生活運動の、[13]障害者インターナショナルジャパンの、福岡で全国大会、極東アジア大会を一緒に自立生活センターで開催をした。その前の年に山梨さんと徳山さんと知り合いました。僕はなんにも違和感がなかったんですけど、身体（障害の）人は、「精神とっつきにくいもんね。つきあったら大変と違う？」って言うわけ。そういうなかで、下の子を亡くしたんです……。飼っていた犬のリードを窓のカーテンレールにかけて……。よくよく考えてみたら僕、家に帰ったことはないんですね、十何年です。病院生活、それから一人で住んでヘルパーさん活用しながらいろんな活動するなかで、生活のなかで関わりを持ったことがなかった。考えてみれば、ですよ。上の子は小さい頃から保育園連れて行ったりしてある程度関わりを持っていたけど、下の子は持てなかったんですね。そういうことでいろいろ考えさせられることがたくさんあって。配偶者も途中でおかしくなったりして。今は落ち着いていますけど。離婚はしていないけれども、僕は別の所に住

12　社会的に抑圧され、他の多くの人と同じように本来もつ自らの力を発揮できずにいる個人や集団が、社会的な環境の調整や改善とともに内発的な動機によって自立した社会的能力を獲得していくこと、またそれを促進するための支援方法。

13　一九八一年に設立された、障害の種別を超えて活動する障害当事者団体（DPI：Disabled Peoples' International）。本部はカナダのオタワ。日本では「認定NPO法人DPI日本会議」がDPI加盟組織として一九八六年に設立され、精力的な活動をしている。

んでいて、マンションの一室に事務所つくって仕事をし、配偶者は――総合支援法でいえば福祉サービスの重度訪問とか居宅介護とかの事業所でなんとか家から通っています。いろんなことが払拭できないなかで、ゼンセイネットとか自立生活活動、あと僕は頸損だから全国脊髄損傷連合会の福岡支部とかそういうところで自分をごまかしているけどね、自分自身を。ごまかしてるんだろうと思うけど……生き甲斐かもしれないけど。亡くした子のこともあるかもしれない。なんとか次の世代っていうか、障害があってもなくても、次につないでいかなきゃいけないね、と。それが力になるかならないかは別として、自分自身が満足できたらいいのかな、と思いながら活動しているところです。

八尋● 障害と折り合いつけられたなぁと自分で思った時点ってどのへんですか。

藤田● 情報を得たことですね。それまでは自分の機能的なことばっかり考えて、動かないし、もう何もできない。じゃなくて、自分の意思で外に連れ出してもらって自分が外に出て行く。最初は恥ずかしいっていうのもあるし、あそこの家は、とか近所の人に言われるのを気にしていた。でもそれじゃいけないな、というなかで獣医さんと知り合って、自分を認めた。こうなったけど何かできるところあるよって。足動かんけど車椅子でいいやん、乗れ乗れって。自分で動かせんかったら後ろから押してくれる人がおればいいよって思って、電車に乗ったりバスに乗ったり。バスもその頃はスロープもあまりなかったから運転手さんが嫌な顔するんだけど頼んで。やっぱり出ていくことによってよかったなぁと。それと、これをしたいという目標の裏づけになる一つの筋道、例えば歴史を知ること。障害者の歴史を知って、じゃあこうなんだろう、それを実現するためにどうしたらいいんだろう、ということで、いろんな団体に加わることによって、ますますしなきゃいけないことたくさんあるなって。

やはり獣医さんと知り合ったことがいちばんの契機。そこで自分を素直に見つめ直して、自分も捨てたもんじゃないと。でもその反面、そのあいだ家族関係っていうのは本当に、いま考えればぜんぜん回ってなかった。一緒にいれば以前の家族の状態に修復できるのかなとか考えたけど、もう取り戻せない。これは新しい家族関係つくらないとだめだなと思いながら。獣医さんと出会ったことで自分の身体のこと過去のこと将来のこと家族のこと考えさせられて、それでなんとか。

八尋●　その獣医さんとの関わりというのがすごいターニングポイントになっているようですけど、具体的にどんな関わりをしたのか少し披露していただけますか。

藤田●　一つは現場を見せてもらったこと。ちょうど交通事故にあった犬が連れて来られて、頸椎のところが切れそうになって血管をつなげてる（バイパス）オペを見させてもらった。血が流れて、あとで元に戻るんですかっていったら、「生命力ってすごいんやぞ」と。動物も人間も基本的に自己回復力があるんで、それが重要だと。自分は骨折なら骨折のところをくっつけて、縫合して、それで固めて手伝いをするだけよって。あとは本人が辛抱しとけみたいな。そういうなかで、ああ自分もこうだなってあてはめるんですよね。家族がそういう支援をしてくれるし、獣医さんも本当に命に対して真剣。ほんとにお金にならないようなことまでやってて、それを見て、いろんな話を聞くなかでやはり自分っていうか……

八尋●　それが自分に関わってきた？

藤田●　関わってきた。だから自分と動物、犬とか猫とか運ばれて来ると自分のことを考えるわけですよ。犬でも頸髄損傷みたいになっていて、足が動かなくなるのがいる。そうすると後ろに箱車つけて、そ

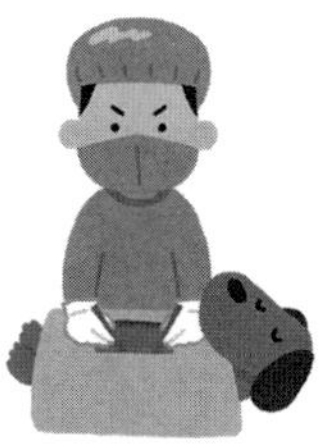

れでリハビリじゃないけどある程度なおる可能性があるかもしれないからここまでは処置するけどあとは付け換えに来てくれみたいな感じで。あとは飼い主さんがしっかり面倒みる――やっぱりオムツしないといけないとかね。それと自分とを……。そういうなかでレクチャーされてるんですよね。僕がそれを、そうだなって自分で考えて、自分自身を変えないといけないって。やはり自分の生き方を本当に決めていけないと、家族の修復もなんにもできないぞと。考えてみればなんの押しつけもなくメンタル的なことも含めてトータルにサポートしてもらいました。

八尋● それでは精神科医の方、お願いします。

❖ 人への興味から精神科医へ ❖

野中● 野中猛です。私の実家は北関東の農家なんですけど、現在の精神保健福祉法の元となる精神病者監護法（ix、xページ参照）が制定された頃からある家で、実は座敷牢[14]が昔あったということを、精神科医になってから聞かされた。だいたいどこの家系にも精神疾患はあるはずだけど、直系の子どもには内緒にする。だから、「うちはそんな家系ではない」って思うのは誤りで、知らないだけのことだと思います。

私が精神科医になったのは人に興味があったからです。一九七〇年代のことですが、最初に勤めた病院は二百床くらい精神病床があって、二十年、三十年入院している患者さんがいっぱいでした。平[15]均在院日数が当時五百日を超えていて、入院したらなかなか出られないという状況でしたが、そういうなかでみんなで頑張って退院促進をやって、数年後には百八十日くらいに減った。でもある女性が

14　精神障害などのために、共同生活に適応できない、あるいは共同生活を乱す行動がある人を私的に監禁するために、個人の家屋敷に作られた部屋あるいは小屋。一九〇〇（明治三三）年に精神病者監護法が制定されて精神障害者は合法的に座敷牢に私宅監置されるようになった。この法律は第二次大戦後一九五〇（昭和二五）年に精神衛生法ができて廃止されるまで続いた。

いてね、その女性は結婚してすぐ発症して病院へ入れられてそのまま離婚、それでもう六十過ぎてましたから戻ろうにも戻れない。住む所が大切だということで、地域の人といろいろ交渉しながら障害者のためのアパートをつくって、そこに退院させたんです。本人は嫌がってたんだよね……。でもやっぱり長期入院よりは地域のほうがいいんじゃないかって退院させたら、その明け方に石油かぶって――ちゃんと周囲の落ち葉などを掃いて延焼しないようにして、庭で焼身自殺を遂げた。ああ、ただ出すだけじゃダメなんだ、もっと本人を強くすると同時に、彼女が住みやすい地域をつくらないとダメなんだということから、私の課題がリハビリテーションと地域保健、精神保健へとなっていく、というのにつながっていくわけです。でも当時は、法律の上で「精神障害者」のためのリハビリテーションや福祉についての規定がなかったから、そう簡単にいかないわけです。地域に戻ろうにもなんの公的支援もない。一九八七年に精神衛生法が精神保健法に改正されて初めて精神障害者の社会復帰、福祉サービス、リハビリテーションが法律上書き込まれたので、私も埼玉県の施設でリハビリテーションの世界に入ることになったわけです。そうすると、それまでとはずいぶん違いますよね。診察室で白衣着て診てると、患者さんはまじめだから幻聴のこととか話してくれる。でもそこから離れちゃうと幻聴なんかあるもなにも普通に生きてるんですよね。診察室では病気、待合室では普通の人で、病院から離れるとお茶の先生かなんかやっていて偉いんですよ（笑）。これはちょっと違うぞ、と。白衣なんか脱いで、デイケアのデイルームで麻雀やったりしてるでしょ、そうすると、なんだこの人たち普通の人じゃん、って。これはかなり驚きですよね。普通の人が働きたいって言うんだから働くのを支援しよう、結婚したいって言うんだから結婚を支援しようということで、やってると

15　平均在院日数は、病院の入院治療機能をみるための一つの指標で、入院してから退院するまでの期間の平均をみるもの。病床回転率と逆の関係にある。計算法は国によって異なるが日本では次の式によって計算され、公式な医療統計に用いられている。日本は社会的入院が多いため入院日数が世界に比較して飛び抜けて多く、是正が求められている。

$$\text{平均在院日数} = \frac{\text{年間在院患者延べ数}}{（\text{年間新入院患者数}+\text{年間退院患者数}）\times 0.5}$$

治ってるんですね。そこがおもしろくなってくるっていうかな、これはいいぞっていうので。それで、いい人材を養成したらもっと治せるということで、教育、社会福祉の人材養成の仕事に転じたわけです。でも、六十歳になって、臨床に戻ろう、もう一回原点に戻ろう、やっぱり自分が現実的に治して行く世界に戻ろうと思ったら、自分が病気、膵臓がんになっちゃった。だから患者体験をすることになって本当に「臨床」に戻ったっていうことかな。

がんはやっぱりなかなか大変ですね。医学がやり残した最悪のものの一つですけどね。がんになってみるとわかるんだけど、精神保健よりもがん医療のほうがひどい（笑）。医者はほんとに薬のことしか言わないし、がん医療の看護なんてないわけですよ。ものすごくいろんな情報はあるけど、誰も全体の相談にはのってくれないし、ケアマネジメントなんてぜんぜんない。全部自分で考えなくちゃならないし、それを失敗すると死ぬんだよね。とんでもない世界だと。ほんとに最初の一カ月くらいは自分で勉強しました。自分しか信用できない。精神の場合は、患者会はできてるし、ピアカウンセリングもできてる。だいたい膵臓がんなんてみんな死んじゃうからピアカウンセリングもできないし、家族心理教育もないし、相談所なんてのも一切ないし、デイサービスも家族支援もない。だから実は、精神保健のほうがよっぽど進んでいる部分が多いかもしれない。抗がん剤の副作用は大変なんです、症状としてはね。ほとんど死ぬんだと思うんだけど、がんそのものの症状はあんまりたいしたことない。そのへんやっぱり難しいところがあって、つきあうっていうスタンスが必要なんだな。そうすると、なんだ、精神保健といっしょじゃねーか、ということになります。それでずいぶん見え方が変わってきたね。医者がやりにくいっていうのはとてもよくわかる。権力構造のなかで医者にものが言えないしね。まあ、そんななかでこの対談に出ることになったので、スタンスとしてはどっちに向かうんだか（笑）。よろしくお願いします。

❖ 精神疾患をどう理解するのか？ ❖

上田● 上田啓司です。この対話で医者が三人選ばれているわけなんだけど、誰か一人ユーザー側の主治医がいるといいんじゃないかということで、徳山さんの主治医である僕が呼ばれたようです。そもそも僕自身は最初は臨床医になる気はなくて、十年ずっと基礎、病理学の分野で、病気とはなんだろうかという勉強をしてました。だから解剖免許は持ってますし、だいたい動物実験をやっていました。生化学的にはタンパク化学、物質を追い求める。白血球をこっちにおいでおいでっていう「遊走因子」という物質を精製して、それがリセプターにくっつくとかいうようなことをやっていました。で、その時に、今のくまもと青明病院——昔は熊本精神病院、その前は熊本脳病院といって、まさに精神科病院の名前の歴史をたどっているそれだけ古い病院ではあったわけなんですが——そこで土曜日の朝から日曜日の朝までアルバイトをやっていた。そのなかでたまたま徳山さんとも知り合って、こういうことになっちゃった（笑）。基礎では、最初はいろんな脳の物質を扱ってやろうかなと思ってたんだけど難しいっていうかね。もう一つ、ものを精製していってそれの生体の中での働きを調べていくと、あまりに複雑多様で、いろんな条件でも違って、解析するのが非常に困難ではないかなと。ただそのなかで十年間ずっと門前の小僧っていう感じで精神科医療をやっていた。その当時は院長一人でほかは一日一人か二人バイトが来るっていう感じの状況だったですから、僕もパトカーに乗って患者さんのところに行くとか、いろんなことをやってました。ほんとにいま考えるとぞっとするようなことと、恥ずかしいことをやってました。そんななかで精神科医療っていうものに興味が出てきたのは間違いないと思います。それで結局精神科に移って大学で十年近くやって、それから、熊本に国立菊池病院っていう認知症の基幹病院みたいな病院ができてそこの研究部に四年近く、それから宮崎の県立精神科病院で仕事をしました。その時に自治体病院の会がありまして、伊藤先生がおられた北海道立緑ケ丘病院にも見学に行きました。当時緑ケ丘病院は、長期の入院患者さんを出すということで、地域にいろんな設備をつくったりしていて、僕も宮崎でそれをやろうということで、真似事のような感じでやってました。宮崎にいた時には野中先生の、確かケアマネジメントとアセスメントという本を買って、その勉強会をしてました。[16]もちろん医者なんかほとんどいなくて、だいたいＰＳＷが中心になってナースがちょっと、あとはいろんな福祉の職員が入っているような二十名くらいの勉強会。宮崎もちょうど十年で熊本に戻ってきました。

僕がいちばん聞きたいのは……僕自身はほんとに普通の人と病気の人との差はよくわからないのですけども、ただいろんな人の話を聞くと、病気であることに気づくということ、これが幻聴であるということに気づくということ、そこが非常に大事なんじゃないかなというふうに思うんです。僕自身の経験としては、僕は喘息があるんですが、基礎研究の動物実験でモルモットの毛をスライスすると喘息が起こっていたんです。ところが、低温室の中でしかもドライアイスを使いながらだからなんの影響かはわからなくて、ずいぶん息苦しいなとは思っていた。同僚の医者に「それは喘息よ」って言われて、治療用吸入器を使ったらすっと良くなった。そういう経験のなかで、僕はいちおう喘息の知

16　患者の退院後の地域・社会生活まで関心を寄せて、そこにつなげるような活動をする医師はいるにはいたが今より少なかったし、これらの問題に対応するには医師だけではカバーできないことは明白であったと思われる。その後、精神科におけるＰＳＷの人数は飛躍的に増えている。

識は知ってたんだけども、ああこれが喘息なんだと自分の体でわかる、てなことが大事なんじゃないかなと。精神（疾患）のなかにおいてもそれが何かは人によって違うというのがあるんじゃないか、ただどこから先が病気でどこから先が普通かっていうのはわからない、と思います。だからそのへんを聞かせてもらえると、我々としてもまた攻め口がいろいろと頭の中に浮かんでこないかなぁ、と僕は期待しているところです。よろしくお願いします。

❖立ちはだかるたくさんの課題❖

伊藤●　伊藤哲寛です。精神科医になったのはちょうど一九六五年の精神衛生法の改正の時ですので、ほぼ半世紀精神科医をしていることになります。大学卒業後、精神科医局に入って統合失調症の、当時は精神分裂病[17]という病名でしたが――生物学的研究をさせられることになるんですが、覚醒剤中毒になると統合失調症と似たような症状が出ることから、覚醒剤を繰り返し注射したマウスを使って、脳の物質の変化を捉えられないかという研究でした。でも、当時の医者がやる生物学的研究っていうのは測定法もお粗末だし、博士号とるだけのインチキな研究がいっぱいあるっていうこともわかってきた。もともと生物学的なことにあまり興味がなかった上に、そんな大雑把なことで統合失調症が解明できるわけがない、こんな馬鹿馬鹿しいことやってられない（笑）。研究を投げ出して、道立緑ケ丘病院に移ったんですね。そこで臨床医として、統合失調症というのはどんな病気なのかドイツの精神病理の論文などで勉強したんですけれど、だんだん社会復帰とかリハビリテーションの仕事に力を入れるようになり、病院の隣にできたリハビリテーションセンターに移りました。そこでの経験が私を

17　わが国では、スイスのブロイラー（E. Bleuler）が命名したスキゾフレニア（schizophrenia）を「精神分裂病」と訳して長い間用いてきたが、この病名が病気の実態にそぐわず、しかも差別的な意味合いがあるということで、二〇〇二年に公式に「統合失調症」という病名に変更された。

変えました。患者さんの視点、地域の視点から課題を見出すようになるんですね、病院の問題が、病院時代と逆に、患者さんの生活を通して見えてくるんです。入院治療のあり方に問題がある、病院の治療構造はなんであんなふうになってしまうのかということに関心がいきます。そして精神病院に戻ってからは、病院の構造を変えるには、病院職員の個人的な問題もあるけれども、病院のあり方を決めている社会的な大きな枠組みを変えなければと思うようになりました。精神保健福祉法とか、医[18]療法とか、医療のあり方を決めている法律をなんとかしなければと、だんだん医療改革というか、そちらのほうに力点を置くようになりました。

　退職してからは医療過疎地のオホーツクで精神科の臨床のお手伝いをしています。どこに住んでいても同じような医療や福祉サービスを提供できるという仕組みが壊れてしまっていることに医者としての責任を感じます。長い間医者としてやっているうちに、こんなふうにいろんな問題が目に入って、取り組むテーマがどんどん増えてしまい、手に負えなくなっているというのが実感です。

　ただいつも思うのは、患者さんと自分との関係っていったいなんなんだろうって（笑）、よくわからないんですよ、いまだに。診察場面で患者さんと一対一でつきあってる時はすっかり個に目がいってますからいいんだけど、例えば近所の人から隣の人が夜中に騒いで困るとか相談されて「市民」として、対処しなければならん時は偏見が出てくるんですよ。医学的な知識を持てばもつほど逆に偏見が強くなるっていうか、そういうことは自分にもあるんですよ。デイケアとか作業所とかで一緒にいる時はないんですけど……。差別とか偏見っていうのは非常に難しい。素朴な人間関係を離れて知識だけ動員する場面になると偏見が入り込むんですね。偏見の問題は複雑ですね。そう簡単には行かな

18　一九四八年制定。患者の医療選択、医療の安全の確保、病院や診療所の開設・管理、施設相互の機能の分化・連携などについて定めている。この中に「病床の種別」として一般病床と別に、精神病床、感染症病床、結核病床、療養病床が規定されている（注41参照）。

いな。みなさんの経験からもどんなことがあったのか、お話を聞ければと思います。

こうやって集まって自分の過去を振り返るとね、ひどいことしてきたなって（笑）いうことがいっぱい思い浮かぶわけ。特に若い時は一方的な、押しつけ的なこともやったり、メチャクチャだったと思いますね。まあそんなことでよろしくお願いします。

ある事件が示した道へ

八尋● 私は一九八四年に弁護士になりました。計らずも最初の頃に受けた依頼が、医療保護入院（xiページ参照）が違法だと主張する裁判の控訴審でした。依頼人は医師資格を持っておられました。「私は病気ではない」と言い続けて裁判を闘っていて一審は敗訴でした。数十日間に及ぶ強制入院のすさまじい光景を話してくれる。閉鎖病棟では全くプライバシーが保てない、蚊取り線香すらなくシーツをかぶっていても刺されてシーツに赤い点々がいくつもついた、もうあんなところは嫌だと、そういう話をされました。誇りや尊厳を傷つけられた方の裁判はその被害に応じた工夫を必要とします。弁護士としてはハードな活動を強いられます。依頼人は精神科医療もに詳しく、法律の勉強もよくされていました。しっかりした方で、裁判中に医師として病院勤務をしたり、株の取引もやって、一人できちんとした生活を維持されていました。判決の時には「この高裁で私の主張が認められないとまた強制入院させられるかもしれないから判決は聞きに行きません」と。で、負けたんですね。被告には、入院させた保護者だけではなく、入院に関わった医師と依頼人の兄弟も含めていました。これらの方とは対立した立場ですから親しく話したことはなかったんですが、判決言い渡しの後で妹さんが寄ってこられました。そして頭をさげられて、「よく姉の言い分を書いてくださって。最後まで支えていただいて、ありがとうございました」と言われたんですね。依頼人には「負けましたよ」って電話でお話しました。そしたら「私はもうこのまま消えます」って、ほんとに音信不通になってしまわれた。それが精神障害者とか精神病という問題に関わった初めての事件でした。

私は依頼人が精神科の病気だったかどうかはわかりませんし、こらえきれないストレスによって病的な反応が一時的にみられたのかもしれません。ですけど、こういう強制入院はいけないだろうと。いくらなんでもこんな病室や医療は変えなくちゃいけないと思いました。そういう経験を得まして、私はたぶん弁護士であるうちはこの問題から離れられないんだなと覚悟しました（笑）。当時は精神病院への強制入院が違法だと訴える裁判で勝つなんてあり得ませんでした。とんでもない病院や医師であれば裁判所も動きますが、そこそこのレベルのそこそこの精神科医がそれなりの証言をすれば裁判所は憐れみをもって原告の言い分を退けていました。

依頼人の多くは、病気じゃないのに入院させられたって言われる。病気かどうかはどちらでもいいんですけど、そう言われるといい気持ちがしない。というのはその人自身が精神病というものを嫌っている、怖がっている、受け容れない。「わたしは同じ病棟にいたあの人たちとは違う」と繰り返される。私のほうはそれが嫌なんですよ、半分くらいね。つい病気のどこが悪いと言いたくなります。こんなふうに始まって私はたまたまこの問題を三十年やっていまして、それ以外特別なことは何もないですが（笑）。

では、お互いの背景もわかったところで、始めましょう。

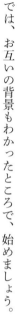

「患者の権利」と精神科に対する法曹界の意識

司法にも人権教育を徹底する必要があるというのが世界の潮流です。人権の砦とされる司法界にも偏見や差別は蔓延《はびこ》る。人権の砦だからこそ人権教育の徹底は不可欠だと考えられています。

1984年に「患者の権利宣言」運動に参加しました。インフォームドコンセントを中心に、患者を主人公にすえた医療現場を求めました。弁護士、医療関係者、研究者たちが市民と共に運動を担いました。今では医療現場に当たり前のインフォームドコンセント。この権利をもたらすさきがけとなりました。

この運動にあっては精神病患者の権利について踏み込めませんでした。精神科患者の人たちとうまくやっていけるかどうかわからない。質の違う問題を含む。医療関係者や市民の共感を得にくい。とりあえず一般医療の現場からやろう。そんな理由をつけて見送りました。今から振り返れば、そこに偏見や差別があったと思います。

30年を過ぎてどうか。弁護士は「精神病の患者さんの相談は受けない」とは言わなくなりました。裁判所も精神病患者の訴えを門前払いするようなことはなくなりました。いずれも穏やかな顔をしてその人権であり自己決定を尊重しているようにうなずきます。でも私にはそれが装いでありときには偽りに見えることがあります。

私たちの社会は「障害者」との共生をとなえ、その方々の立場に立って考えつくろうといいます。そのことは本来、社会がまず目標とし社会のシステムとして達成するべきことです。しかしややもすればそれは、私たち一人ひとりの心構えにすりかえられます。

例えば精神障害者に対して様々な資格、免許の制限があります。社会に必要なのは制限ではなく援助です。皮肉なことに、これらの法的制限は法曹を中心とする法制審議会が作り、社会システム上の制約は法律行政官によって執行されます。

私たち法曹自身が精神障害者と呼ばれる人々に法による差別を強いている、私はそう思います。

人権のことを理解している、私たち法曹に差別も偏見もない。そういう思い込みが法曹にはあります。そのぶん厄介な問題です。（八尋）

第2章 「病識」は必要か

❖「病識」という言葉❖

山梨● 上田先生が病気に気がつくという話をされましたけど、僕は気がついたのは早かったけど、治すために人生三十何年も無駄にしました。社会一般に、病気は治すものとされますから、病気の部分があるとそれと格闘しなきゃいけない。病気の自分があってもいいんだと、そこにいくまでに三十何年かかったんですよ。

上田● だから、どこからどこまでが病気でどこからどこまでが普通なのかっていうのがわからない、っていうのが一点あるわけですよ。

徳山● 僕は八回目の入院の自殺未遂をきっかけに、自分は病者だって気づいて受け容れました。この病気とつきあっていこうって。それまでは堂々巡りでした。

八尋● ではこの話題から入りたいと思います。病識の欠如、要するに否認し拒否するというのは精神科の病気特有で、だから強制的にやらなくちゃいけない、こう言われたりするんですが、例えばがんでもそうですし、障害でもずっと否認をすることがある。受け容れていいんだっていう気分になると、すごい楽になるっていわれます。上田さんが尋ねられたのは、みなさんが病気や障害を受け容れるようになったきっかけは何かですね。

上田● まあそういうことです。僕自身は、気づきだとか否認とかいう言葉は、アルコール依存症の勉強のなかで知った言葉です。簡単にいうと、アルコール依存症者は一般的に自分が依存症だということを認めない。自分は酒が強いから依存症にはならないとか、一升飲んでも三合しか飲んでないとかいう否認をずっとやる。そういう人は、こちらが一生懸命病気の説明をしてやって、それでも飲めばもうしょうがない。つまり強制入院はさせないわけです。で、「底打ち体験」といって、酒を飲んでとことんキツい目にあって、底を打ってからもう一遍どうにかなりたい、どうにかしてくださいと言ったら、あなたは酒をやめる気があるの、断酒をするんなら僕らも手伝うよ、という形で対応するというのが基本的なアルコール依存症の治療。もう古いのかもしれませんが、実際やってみると臨床のなかで、ああなるほどなぁという場面はやっぱりたくさんある。そのなかで――人間生きているなかで、何かに自分でふっと今まで考えもしなかったことを気づくということ。それは病気だけじゃなくて、例えば芸術でも音楽でも美人に会うことでもいいし、何かに気づくことで自分自身が変わっていける、ということがあるんじゃないかなと。それを僕としては「気づき」という言葉で表現したいし、病識というよりは「病覚」という言葉で。やっぱり病気というものが存在するとするならば、それについて感じることは必要だろう。僕自身が喘息に気づいた時もそうだけど、ああこれは病気なんだと気づく必要があるんだろうなと思うわけです。

八尋●　伊藤さん、野中さんいかがですか。

野中●　「病識」というのは、ヤスパース[19]が、犯罪を犯した人を診察して判定しなくちゃならない時に持ち出してきた法的な概念で、その時代の普通の人が理解できるように病気を理解できるかどうかを「病識」って規定したんです。統合失調症は病識がない時もあるんだけど、日本では論理が逆転して、病識がないから統合失調症、要するに病識がないことが統合失調症のメルクマールになってしまった。それをさせてしまったのが国なわけですね。本物の病識概念と、いわゆる巷の病識概念は違うってことを前提にしないと、時々議論が詰まっちゃうんです。

伊藤●　病識のあるなしと疾患の診断を結びつけるのがおかしな話だっていうのはその通りです。どんな人も、自分が生きてきた連続性のなかで、なんだかいつもと違うとか、このままじゃやっていけなくなりそうだとかっていうのはどこかで本人はわかっているんじゃないか。だからといって、それがそのまま、私は病気だと思いますとか薬は飲みますとはならない。だから、そう簡単には診断基準あるいは入院や治療の基準として病識のあるなしを持ち出すことはできないと、常々思ってます。

徳山●　僕の病院仲間に五十何歳の女性がいて、友達でたまに会うんですけども、彼女は妄想もあり幻聴もあり病識もなく、はっきり言って、病識の有無を基準にしたら絶対病院が出さないタイプの人です。でも彼女の場合は生活保護を受けて、金銭管理がバッチリできるんです。一日使うお金の量を決めて、身だしなみもきれいにして、生活がきちんとしてるんです。いつもおかしいこと言ってるんだけ

19　カール・ヤスパース（一八八三－一九六九）。ドイツの精神病理者、のち哲学者。客観的観察を主とする自然科学的精神医学に現象学的方法を導入し、精神医学における精神症状の観察と記述の基礎を築いた。精神医学における重要な著書として「精神病理学総論」がある。

ど、実際ちゃんと一人暮らしして社会の中で生きてるんですよ。彼女のケースには病識って関係ないんですね。

上田● そうそう。

徳山● もう一つ例を挙げると、僕の小学校の親友で同じ病気の人がいるんですが、彼は入院していないんです。お兄さんの指をかみちぎったりするほど、ものすごくひどい急性期の症状だった時も徹底的に入院を拒否して、親も入院させずに、大金持ちだったので数百万円風俗で使って（笑）。ものすごく浪費家だったけど結果的に落ち着いて、いま結婚してちゃんと暮らしています。僕に、結婚しろよ、ちゃんと働けよってアドバイスをするんです。

上田● 彼はその時のことをどういうふうにいま徳山さんに話すんだろう……

徳山● 彼は今も妄想を持ってます。だけど社会生活を営めれば精神病じゃないって僕は基本的に考えてるから、どんな形でも社会生活を営めれば、社会にいていいんだっていうことだと思うんですよ。そうとう突拍子もないことを言ったりしたりしていても、精神病と言われるどころか〝教祖〟ということで、神秘思想家または神みたいに信者から思われている人たちもいます。

八尋● ほかにいかがでしょう？

伊藤● 一つ印象深い経験があります。統合失調症が「分裂病」だった頃は非常に告知がしにくく、ほとんどの場合、病名を患者さんに直接伝えていませんでした。その時代に、患者さん達がどの程度自分の病名を知っているかという調査をしたら結構知ってました。それである患者さんが、「私は分裂病だと知ってました。でも先生に言ったらびっくりするんじゃないかと思って、知らないふりしてたほうがいいんじゃないかと思ってた」と。すごく感動させられました。なんていうか、主治医を「分裂病と診断する加害者としての診断医」としたくない、加害者とすることで主治医との安定した関係を壊したくないということだったのかも知れません。言っちゃうとなんか気まずくなるだろうということですね。主治医も患者も病名を口にせずにやっていこう、つまり暗黙の「取り繕いゲーム」を無意識のうちにして、安定した治療関係が保たれていたわけです。それはいまだに忘れませんね。ですから、病識っていう言葉は非常にくせもので、医学用語として安易に使うべきではないと思っています。

❖ 病気を認めること、受け容れること ❖

八尋● 患者さん自身は自分の病気についてどの程度わかっているものなんでしょうか。

山梨● 病識というか病気を認めることがどんな意味を持つかということと関連するんです。「再発したことによって一番つらい事」という統計資料（図1）を見ていただくと、四二六人中の二一八人、半分の人が「入院すること」を挙げているんです。本人にとって入院することは一番つらいことなんです。なぜかと言えば、「入院経験の中で受けた人権侵害で一番辛かったこと」（図2）を見てもらうと、それこそ構造上起きている問題があります。プライバ

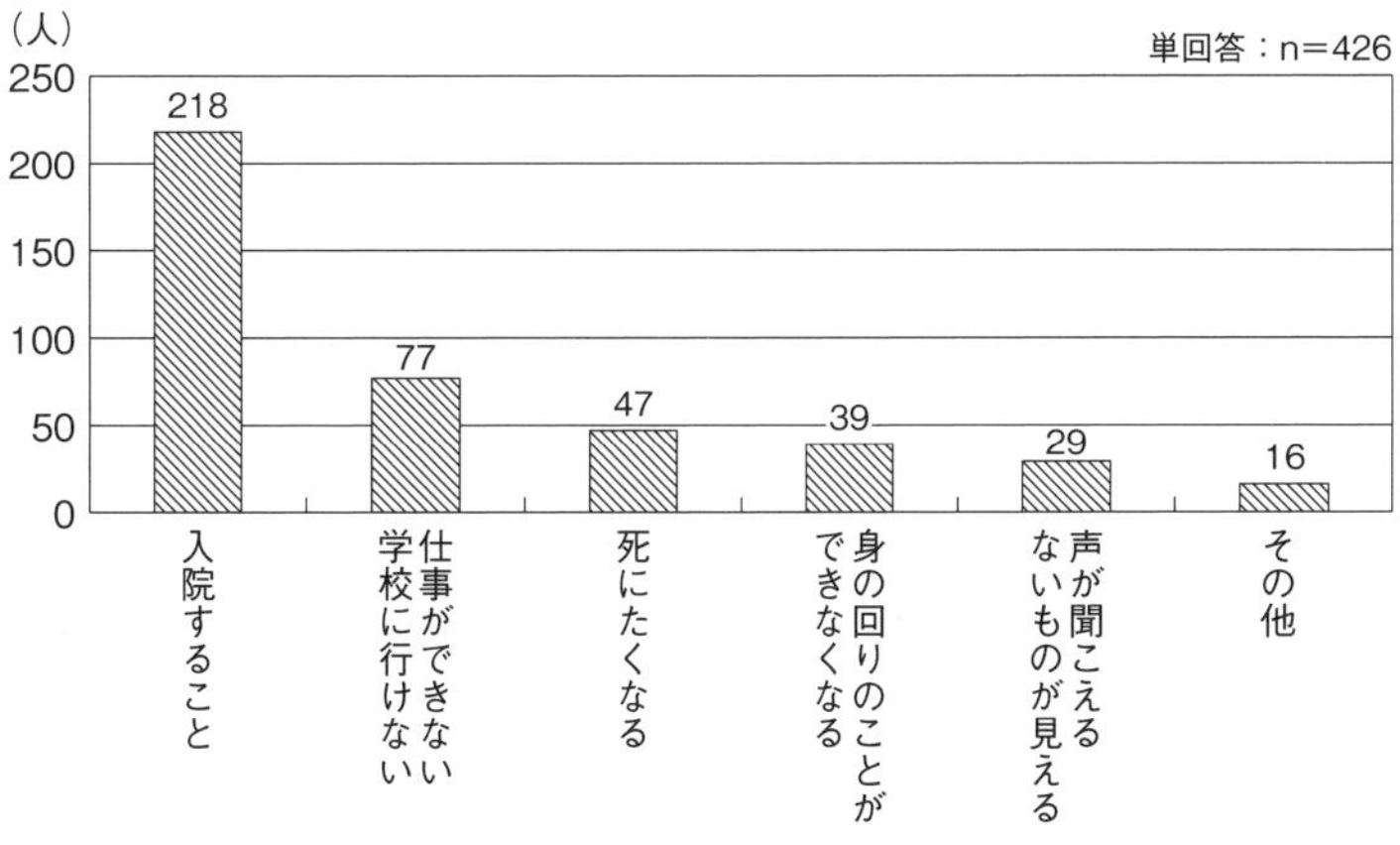

図1　再発したことによって一番つらいこと
（2011 ゼンセイネット全国調査より）

シーがなかったり、人間としてあってはいけないことが今の時代にも起きてるっていうことです。これは二〇一二年の統計ですから。つまり、病気を認めて、治そうとしてお医者さんに委ねると、プライバシーもない所へ、社会の人もそれを知ることができない中へ入れられるわけですよね。例えばお風呂では看護師が長靴はいて立って見てる、ベッドはカーテンがない、お金はぜんぜん持てない、何かあったら縛られる、そういうことがあるわけです。だから、病気を認めるイコール一番つらい入院ってなるわけですよ。それから、いったん病者として認めたら精神病ってレッテルがどこでもずっとくっついて回るんです。まず一番最初、そこが大変なんです。だからどうしても否定しなくてはいけないわけです。私は精神病であると認めたら、全部がそれなんですよ。精神病がある人、としか社会が見てくれないし、うちの人も見てくれないし、もっと言ったら医療側も見てくれない部分が強いわけです、治療の対象ですから。そこがやっぱり難しい。アンバランスなんですよ、ほんとに。認めたくても。今お医者さんが言う病識論とはかけ離れたものがあるんです。

八尋● ストロベリーママさんはいかがですか。病気や障害というもの

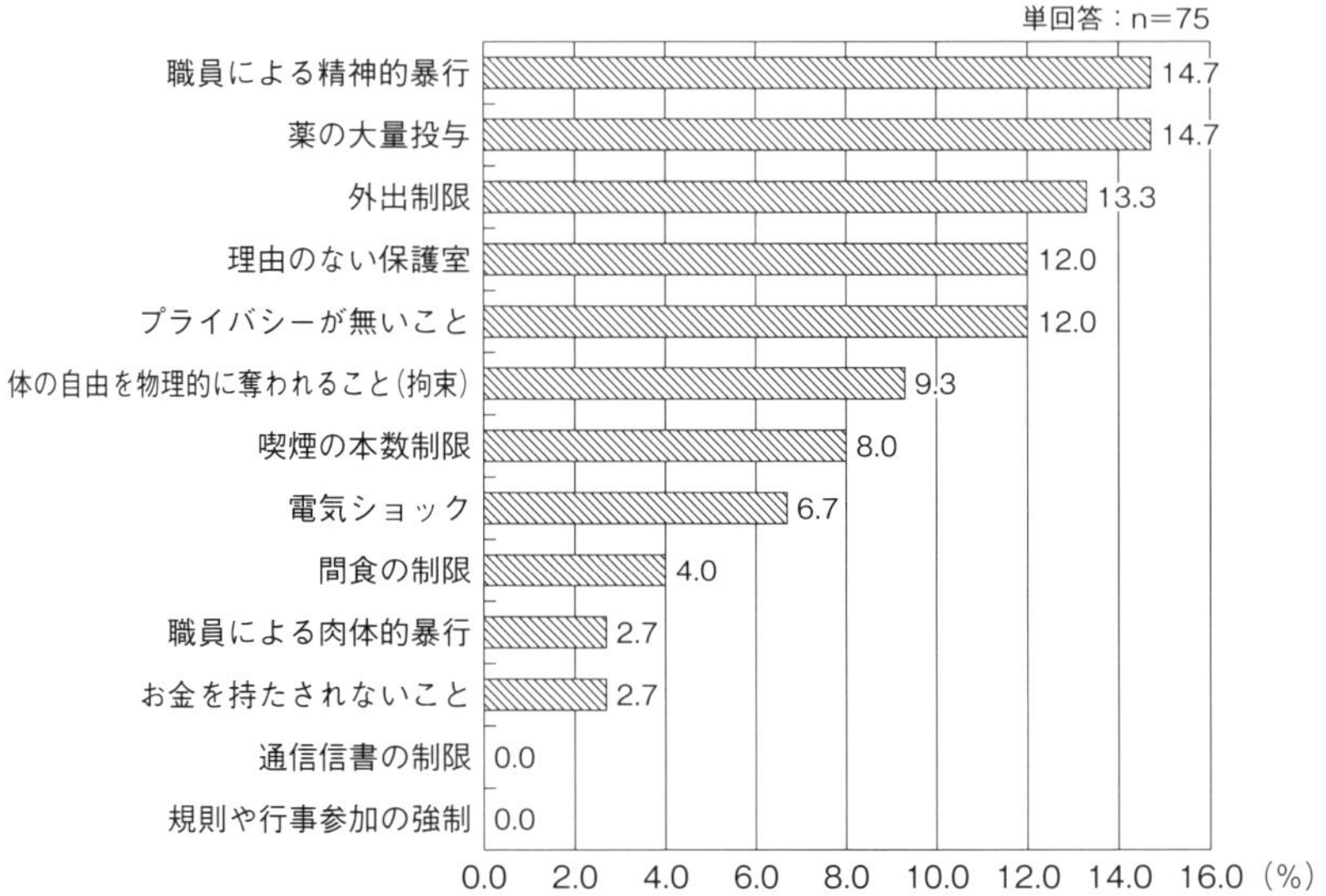

図２　入院経験の中で受けた人権侵害で一番辛かったこと（単回答）
（2012 ゼンセイネット権利擁護全国調査より）

が、自分の一部だっていうふうに、つまり病気や障害を持つ自分を大切にするみたいな雰囲気になれるものでしょうか。

ストロベリーママ●　自分の一部……そうですね、精神障害者って二十四時間三百六十五日調子が悪いのがずっと続いているわけじゃなくて、一時的じゃないですか、調子が悪い時って。それを、調子が悪い時に、例えば薬を飲んだりあるいは環境を変えたりそういうふうな対応が自分自身でできることが大切なのかなと思います。

八尋●　そういうふうな体験があって、病を受け容れる態勢ができあがるということですか。

ストロベリーママ●　はい。と思いますけど。例えば私の場合は趣味やドライブがそういう自分でできる対応で、海に行って調子を整えることなどをしていました。

山梨●　要するに、病院に行ってすべて任せるんじゃなくて自分で対応ができる、病状は自分の手駒のままで手に余るものじゃない、そうなったらそれに振り回されないんです。そうすると自分で受け容れられる、そういう自分もあってもいい。でも振り回されている最中に、より深く嫌な入院に結びつくっていうのはやっぱりそこで受け容れられない。

伊藤●　病気を認めて、その結果がつらい入院となると、外傷体験となっちゃうわけですね。ただそれは入院してみて初めてわかることなので、だから第一回目は割合すっと入院してくれる方が多いような気がするんですね。一度目の入院体験で傷ついていますから、二度目の方のほうがどちらかというと拒否する場合も多いのかもしれない……そのへんのデータもあるんですか。

山梨●　あります。一度目の入院は治療効果が高いんですけど、二度目のほうが治療効果が薄らいでいるんです（図3）。

伊藤● そのへんは重要ですね。

山梨● 加えて言うと、入院体験者の平均入院回数は三・六六回という数字が出ていて、三度目の人はまた回復率が上がりますが、四度目の人になると一度も回復経験のない人が倍増するんです。

◇ インフォームドコンセント ◇

伊藤● それから病名告知――インフォームドコンセント[20]は大事なんだけれど、意味ある告知になっているかどうかは、病名を伝えるだけではなくて、告知によって互いに課題を共有できるかということ。それと、デイケアで一緒に過ごしていると病院の中では知り得ない情報をたくさん教えてくれるんですね、医者の評判、悪口とかもみんな耳に入ってくる。あれはものすごく良い経験でしてね、自分がどう思われているのかなと気になりながら、聞いているわけだけれども（笑）。患者から信頼されていない医師が病名告知するってことはどういうことか。病名が変わったら告知しやすくなったという単純なレベルの問題ではないですね。

上田● インフォームドコンセントの問題と病識の問題でいうと、僕も病識という言葉はあまり使わない。基本的には病覚…

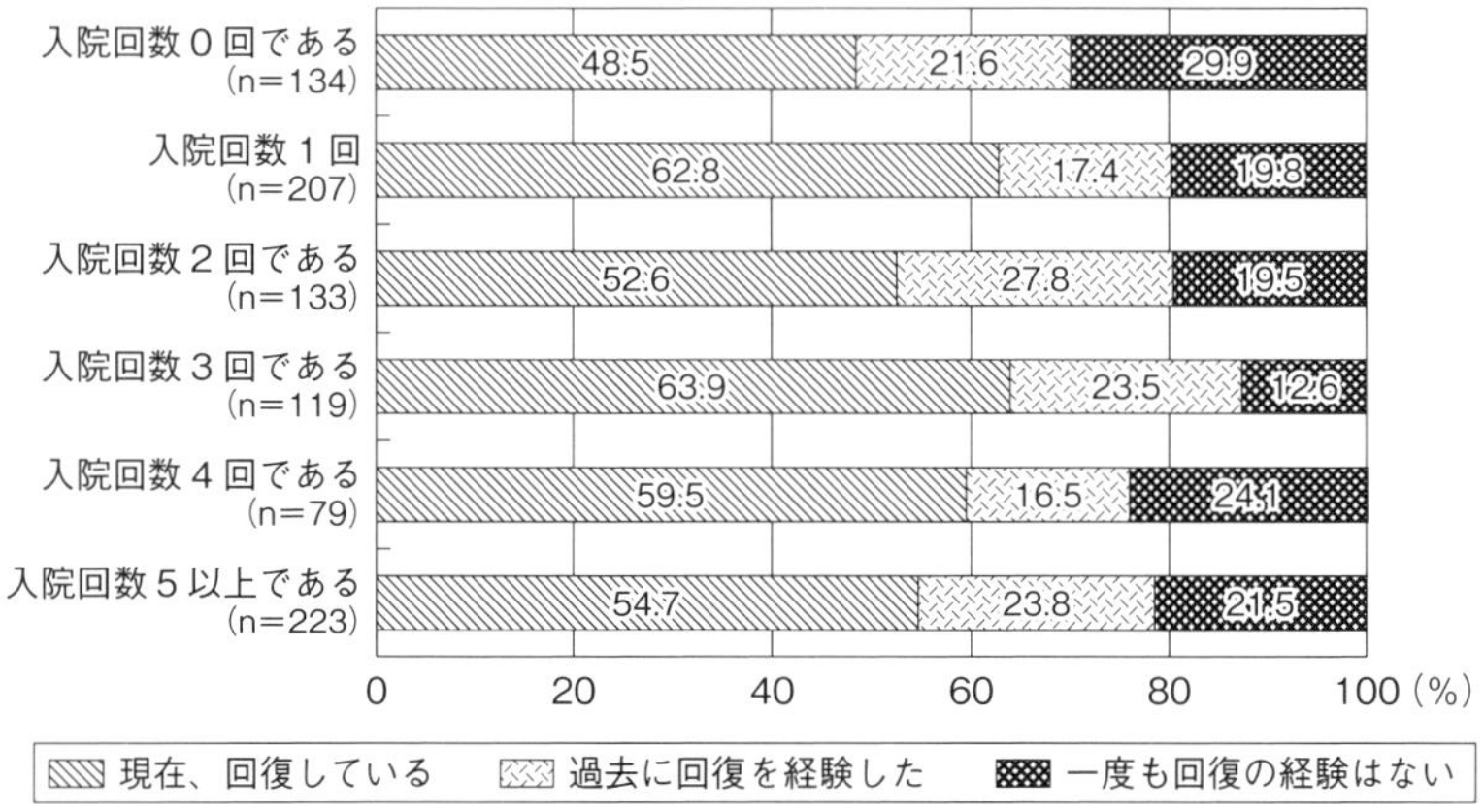

図３　入院経験回数と回復関係（2012 ゼンセイネット全国調査より）

徳山●　病感。

上田●　うん、まあそういう感じ。あるいは「気づき」。それで、入院がいちばんいけない、つらいという話だけれど、現実問題入院はあるし、我々はさせているわけなんだけども、入院させる時に、なんのために入院が必要なのか、なんのために入院するのかということを患者の前ではっきりさせる必要があるだろうと。つまり病院がなんでもできるわけじゃない。僕らができるのは例えば、この幻聴はひょっとしたら薬でとれるかもしれない、とってみないかと。一つでもいいんだけどせいぜい多くて三つくらい、このために入院はどうだっていう提案をしていかないとしょうがない。それが完了すれば退院になるし、それができない場合も、うちじゃ難しいかもしれないから仕切り直ししようか、というような感じでいま僕はやっているのかなという気がしています。もう一つインフォームドコンセントについては、自分の父親ががんになった時に外科の医者からインフォームドコンセントを延々一時間にわたって受けたんだけども、わからん……という経験がある。僕は医者なんだけどね、わからない。親戚なんかますますわからないわけですよ。じゃあなんのためにやるんだっていう感じになって、逆に、自分が医者としてインフォームドコンセントをどうやったらいいのかと悩んでしまった経験があるので、みなさんに、どうしたらいいんだよっていうのを教えてほしい。

野中●　実際にね、がんになってみると突然ですよ。あなたがんですよって宣告されて、余命数カ月ですって。病識も何もないわけです。まあちょっと腹が痛いくらい。だけど今の身体疾患っていうのは造影ができる。目で見ちゃうと、しかも医者だと否定できなくなっちゃって、そこは認識せざるを得ない。普通の人だったらもう少し病気を認めることに抵抗したと思いますね。そういうふうに、病識っ

20　一般には「説明と同意」と訳されているが、この訳ではインフォームドコンセントの主体が治療者側となってしまい、患者の主体性が薄れるという批判もある。主治医と患者の対話を通じて、患者が十分な情報を得て治療や療養の方法を自分の責任で選択する権利。そのために医師は診断・治療方法（最善と思われる方法やその理由、その治療を行わない場合の予後、代わりの治療法の有無など）・治療の成功率や治療に伴うリスクなどについて、患者が理解できる言葉で情報を提供しなければならない。

ていうか自分の病気をどこまで理解するかは人によってずいぶん差があると思うけど、説明する側の医者は一方的に医学的な事実を伝えてるだけで、仕事はどうしたらいいんだとか後のことは誰も心配してくれないわけです。そこをチームでやって、医者ばかりでなくソーシャルワーカーや作業療法士が関わると、生活のことも相談に乗るんだけど、医療っていうのは福祉抜きだから今は一切そういうことなしに宣告してるわけですよね。この構造が問題なんですよ。日本の医療システムっていうのは医者が何かやると金になる、医者がやらないと金にならない。だから結局医者がめちゃくちゃ忙しいわけです。おもしろいのはね、自分の主治医には数分しか会えない、だけど金払ってほかの病院にセカンドオピニオンに行くと、一時間ちゃんと説明してくれる。自分の主治医からは数分しか説明してもらえない。みんなが待ってるわけ、四時になっても昼飯食ってない主治医を。だから私は医者ですが、それでももっと詳しくとは言えないわけです。そんな状況でやろうとするのが無理。共同意思決定、情報を共有して、じゃあどういうふうにするかっていうことを一緒に決定するんであって、自分の問題について、相手に言われたことを受け容れるかどうかという意味でのインフォームドコンセントということなら古いおかしい概念だと思いますよ。つまり、医者だから病気のことは知っているかもしれないけれどオレの暮らしは知らない。そういうなかでの病名告知がおかしい。

伊藤● それはまったく精神科の問題とおなじですね。

野中● おなじですよ。

患者体験：病気という総合的な出来事

抗がん剤の副作用が強いことが身に染みてわかった。もはやがんと闘うことを止めて、緩和ケアに移行しようとしていた頃である。尿意があっても尿量があまりなく、不快だなと思っていたら、排尿の最後に痛みがあった。便器の水を流しながら、そこにチョコレートの一片が落ちていることを不思議に思った。トイレを後にしながら、それは凝血だと気がついた。その次の排尿では、最後に血尿がしたたったのである。

尿路への転移であれば、膀胱なのか前立腺か？ せっかく抗がん剤の副作用が消えかかって元気を取り戻そうとしている矢先なのに、病魔の展開は何と急ぎ足なのか、わずかな安息も許そうとしないのか、とうらめしく思う。妻に打ち明けると、私の頭を抱えて泣いてくれた。「なぜ、あなたでなければならないのか！」私も一緒に泣いた。

翌日に緊急の受診をお願いした。予約を得てから、心残りであった締切原稿に急ぎとりかかった。もはや何ひとつ延ばしておけない。採尿・採血の後に外来受診となった。主治医はわずかに症状を確認後、「単なる膀胱炎です」と告げた。「水分を多くとって、まだ続くなら抗生剤を出す」という対処である。ここに転移することはまれで、今回は典型的な膀胱炎であると言う。まことに軽い調子で流されてしまった。ご判断どおり、数日後には何事もなくなった。ただの「がん末期」状態に戻った。しかし、先々の不安に心は千々に乱れ、見苦しく取り乱し、病院職員にこびへつらうかのように振る舞う自分を自覚してしまった。そんな自分がいたっていいじゃないか！

患者体験とはこうした事象の積み重ねである。私は還暦を過ぎて、「臨床に戻る」ために大学を辞めたら、がん患者になってしまった。「臨床に戻る」という願いはいまこうしてかなえられている。

それにしても、はるかむかし研修医の頃に何をしていたのだろう？ 内科や外科をまわった1年間に自分が受け持った患者のリストが、宝物のように家のどこかに残っている。症状と治療の記録であって、職業や家族の情報はほとんどない。剖検例の所見もしっかり書いた。美しく胃がんを映し出した造影写真を撮った感動は残っているが、その患者の顔も生活歴も覚えていない。先輩たちもこまめに手厳しく指導してくれたが、患者の暮らしや心情に目を向けさせてくれた人はいなかった。

医師は身体の病気を治せばいいと割り切ることもできる。では、身体が良くなれば、患者は幸せになるのだろうか？ 「病気」はもっと総合的な出来事である。だから、私がたどり着いた道はケアチームであった。

（野中猛『私の療養日誌』より「はじめての血尿 2013.5.11」。一部改変）

第3章 家族との関係

❖ 優先順位 ❖

八尋● 病識ということから診断の意味や入院体験、インフォームドコンセントなどいろいろな話が出ましたが、ユーザーの方から質問やご意見はありますか。

ストロベリーママ● 一緒に決定するべきだっていうお話なんですけど、私の場合は違う体験で、医者がいて家族がいて、それからようやく本人。本人の話よりも家族の話を先に聞いてしまう。こういうケースはどうなんでしょうか……家族の話を優先され、本人の話は信じてもらえないっていうか。

伊藤● それは大事なことでね、僕らも患者さんと会う前にできるだけ客観的な情報を知りたいと思うことがあるのですが、患者さんからすれば、自分が困っている問題なのに、自分を抜きにして先に家族が医者と話をしてしまうのは非常に嫌なことだし、自分をないがしろにしてるって感じると思うんですね。それで私は、とにかく本人を先に診察室に入ってもらうようにしています。ただ緊急で対応しなければならない時は、できるだけ先に客観的な情報をということで、ケースワーカーとか外来看護師が先に家族などから話を聞くんですね。特に患者さんが幻聴などで混乱している時にはどうしても、まず何が問題で受診したかを家族から聞いたほうが早いものだから、そちらが優先になってしまうことが今でもあります。そのへんが非常に難しい。

伊藤● その時の状況によって、順番が変わってしまったりするということですか。

ストロベリーママ● そうですね。

上田● それだって結局、患者さんが自分一人で受診すれば本人からしか話を聞かれないわけなので。ストロベリーママさんの場合だって、たぶん親にむりやりではないかもしれないけれど連れて行かれた、そういう受診の仕方のほうに問題があるんじゃないですか。受診の仕方で変わってくる。

八尋● 家族の方がひっぱるようにして診察室に入ってきた時に、家族の方にちょっと中待ち合いに行ってくださいといって引き離すことはできないんですか。

伊藤● ケースバイケースですが、できるだけそうしたほうがよいと思っています。お母さんとかお父さんが同席する場合は、一緒でいいですかって本人に了解をとります。

上田● 僕は本当にケースバイケースで、本人がまず自分の話を聞いてくれとか、家族がいたら話さないとか、そしたらもう本人の言うことを優先。

山梨● ちょっといいですか。本人に聞いても、本人が決める権限を持ってないと思いますよ、その状況のなかでは。家族が決める権限を持ってると思います。たとえ本人が「うん」って言っても家族の顔色

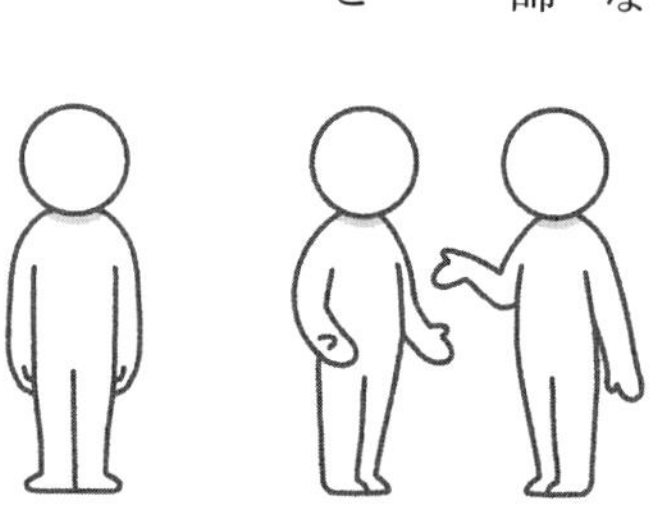

をみて決めていると思います。決してそれは自己判断じゃないです。

上田● それはあるかもしれない。

伊藤● 一緒にいるとね。

山梨● ええ。そこへ家族と並べておいたら、いつも世話になっている人が優先するから、自分が「うん」と言うことが決して「はい」ではない。それはわかっていただきたいと思います。これは患者側から言わせたら、医者の大きな間違いだよっていうことだと思います。

伊藤● 本人の了解がない場合は、家族は外してもらうのが、原則。

山梨● 原則だと思いますね。もしくは日にちをずらすとか。家族が隣のケースワーカー室で聞いてるというだけで自分は話せなくなるっていうのがあると思います。

❖家族の位置づけ❖

八尋● 家族との関係についてはいかがでしょう。

山梨● 昔の家族会、全家連[21]さんがあった時は「絶対家族には病気の原因はありません」って強く前に出してたんです。本人が答えてくれる僕らの統計では、ご家族の方に発病要因があるっていう答えは非常に高い。例えば「発病に至った人権侵害を与えた人」（図4）では、家族・親族を挙げた人が非常に多いですね。しかも、「家族と同居して保護者家族を意識して生活しているか」（図5）を見ると、「保護者家族」という意識を本人はすごく持っているんです。保護者にいつも左右されている状態です。だからやっぱり……発病要因っていうのは家族にもあるんだってことを——家族に告知するって

21　全国精神障害者家族会連合会。一九六五年設立。一九九三年の精神保健福祉法下で全国唯一の精神障害者社会復帰センターとして指定された。精神障害者保健福祉手帳の制定や統合失調症への名称変更などで大きな成果をあげたが、補助金の目的外使用が発覚し二〇〇七年破産・解散。後継組織として、家族会の全国精神保健福祉会連合会（みんなねっと）、精神保健福祉活動に携わる関係者が運営する地域精神保健福祉機構（コンボ）がある。

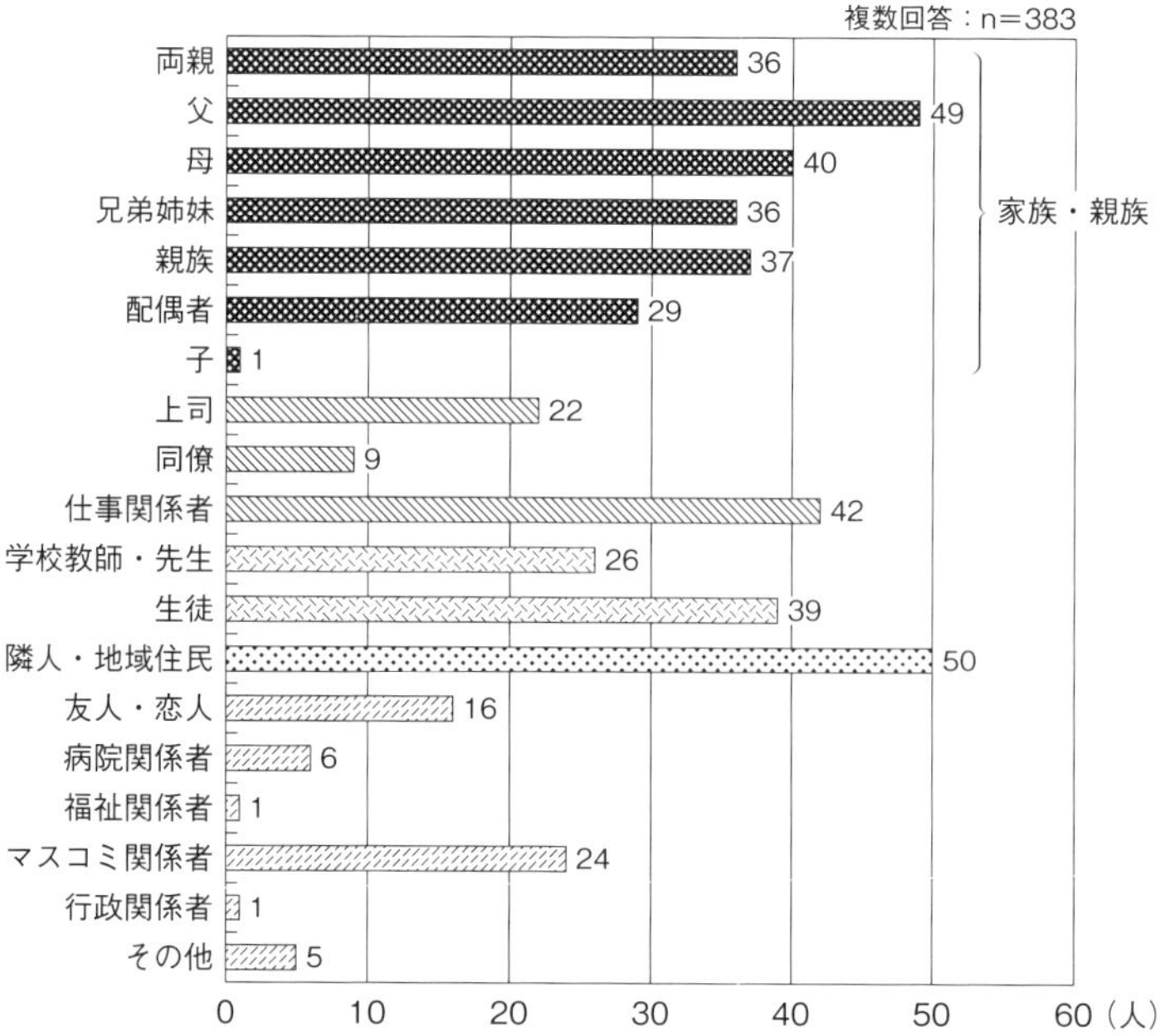

図４　発病に至った人権侵害を与えた人
（2012 ゼンセイネット権利擁護全国調査より）

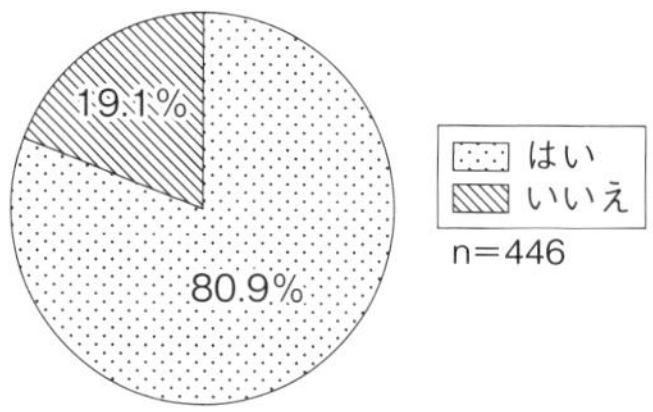

図５　家族と同居して保護者家族を意識して生活しているか
（2009 ゼンセイネット全国調査より）

意味じゃなくて、家族も一つの治療の対象としてみていくことがいいんじゃないかと。僕は韓国のテグに行って現状を見る機会があったんですが、少なくともそこでは家族も治療対象として考えているから当事者は表情が非常にいい。カチカチになってないんです親の前でも。ちゃんとその人もしゃべってるんです。このへんの違いですよね。本人だけに要因があるんじゃなくて、周囲、いちばんは社会・家族。そこのところをよく見極めていただきたいと思うんです。

僕らの調査で見ると、お医者さんって家族を、情報をとったり服薬をさせたり、まるで医者の補助のような位置づけをするんです。そうすると家族関係は崩壊する、親子じゃなくなるんです。ご家族を治療者の位置づけにしてみたり家族が治療者の一員になったりしている現状はおかしいし、もともと発病要因は本人から見たら——本人から見たらですよ、家族に高いわけです。なのに最初に病気に気がついたとき相談するのは母親なんです。父親と母親。ダントツで高いという統計調査が出てます。ですから医療対象として家族要因までしっかり含めてほしい。退院してうちに帰っても、早く仕事に行けとか、お前のせいでみんな苦労しているんだって親から言われますよね。それから近所の人からも——さっきの「発病に至った人権侵害を与えた人」では「地域」要因（隣人・地域住民）がものすごい高いです。

徳山●　補足する意味でいうと、僕は家が破産して家族から自立して、入院費だけ兄貴が払っていて、家族のファクターが弱かったからここまでやれたと思うんです。高EE[22]ってあるじゃないですか、抑圧的な家族のところにいる人は再発率が高いっていう。再発要因に高EEがあるんだったら、生育環境に、発病以前にそれがないかかっていったら絶対あると思うんですね。

22　EEはExpressed Emotion　感情表出のことで、当事者に対して家族など周囲の人から強い感情表出（批判、敵意、過保護・過干渉）が向けられることを高EE（high EE）という。再発の大きな要因とされている。

八尋● 家族を治療の対象に入れて、しかも家族を医療補助者に使わない、と。こういう視点というのはいかがですか？

野中● 家族は支援の対象であって治療の対象ではない。治療と支援っていうのをちゃんと分けないと、めんどくさいことになる。支援は必要なんですよ。家族が家族であるために支援する。家族が看護師であったり家族が医者になるような支援ではダメなんです。

山梨● そうそう。

野中● でも、例えば自殺をしようとする娘を目の前に置いて、援助者がときには治療者的な役割を担わざるを得ない時があるわけですね。でもヨーロッパの国では、本人が自殺しようとも私は家族だから、それを援助するのは専門家だからっていって、すんなり手を抜ける環境があるわけですよ。日本にはその援助者がいない、だから家族がやらざるを得ない。専門家をつくらないで、家族にやらせといて、家族が共依存[23]だという。これはおかしいだろう、お前らが手ぇ抜いてるだけじゃねーか、という話です。やっぱり家族の支援をちゃんとすることが重要なんじゃないでしょうかね。

家族との分離

徳山● それから、病気が始まって十年二十年三十年って家族との共依存が進むと分離できなくなって、生活力を奪われている当事者を山のように見ています。そして分離しようっていっても不可能です。

八尋● そんな実例ってあるんですか。

伊藤● 家族と一緒にいると本人が窮屈な思いをして病状にも悪い影響を与えている場合には、家族の同意

23　アルコール依存症者とその家族の間に典型的にみられる相互依存関係。自分自身を大切にして、自分自身の問題に向き合うことよりも、相手と関係性にとらわれ、自分の存在意義を相手からの承認に求めようとして、問題がある相手から逃れられない状態。アルコール依存症者は家族に迷惑をかけながら依存しつづけ、一方家族は問題を抱えた患者を献身的に支えつづ

をとるのが大変でも、単身生活に移行できるようにケースワーカーの力を借りて無理してもやることはあります。でも家族の人が不安がって踏み切れない場合も少なくない。high EE の問題を解決するための家族教育は病院によっては結構やっていますけど、実際に一緒に生活しているとなかなか効果がね……

徳山● 早めに独立しないと。

伊藤● ただ現実には、日本の現状では精神障害者が一人で独立して生活する条件がどこの地域でも整っているわけでもないですよね。経済的にも。だからそのへんは非常に難しい場合もある。

山梨● たまたま僕も関わっていた、地域の作業所などをやっているＮＰＯ法人があって、そこでも親子を早く分離しようとして、ある子をグループホームに入れたんです。その子のお母さんが病院の家族会の会長で、いちばんこう……ガンバッテるんですね、「私がどうにかするわっ」っていう感じで。それで一週間もしないうちに洗濯物を取りに行ったりするわけですよ。子離れしない親がやっぱり非常に多い。僕らは、「過干渉・過保護」「無視」「暴力も含む虐待」の三つのパターンに分けた人権侵害の調査をやっているんですが、親子関係でいちばん多いのが「過干渉・過保護」。なかなか難しいっていうのはよくわかるんだけど、それを理由にしていてもしょうがないんですね、分けてやんないと。ゼンセイネットの事務所で、少しずつ地域生活を体験してもらう生活体験室っていうのをやってるんですけど、制度外のところでやっていかないと実際はできないのかなっていうのが正直なところですね。

徳山● 僕は、[24]プロジェクトリターンとヴィレッジっていう自助グループの代表のビル・コンプトンていう

けることに自分の価値を見出そうとするため、依存者の自立を妨げ、真の問題解決を遅らせてしまう。ギャンブル依存症、家庭内暴力においても共依存関係がしばしばみられる。

24　プロジェクトリターン・ピアサポート・ネットワーク（Project Return Peer Support Network）は、アメリカの民間組織ロサンゼルス郡精神保健協会（ＭＨＡ）が一九八〇年に開発・導入したセルフヘルププログラム（Project Return : The Next Step）が発展したもので、当事者が運営している。ヴィレッジ（Village）はリカバリーへ向けた包括的なサービスを提供するＭＨＡの機関。

人の家に泊まった時に、すごいお金持ちの家のお嬢さんに会ったんです。ところが彼女は「もう二十歳過ぎたら親は責任ないんだから、私は自分で生活しなきゃいけないんだ」って、家を出て汚いアパートに住んで、奨学金もらいながら「私は精神病だけど精神科の専門家になるんだ」って言って一生懸命勉強してるんです。それがアメリカのスタイルですよ。もう一つ、そのヴィレッジのＰＳＷは、ぜんぜん日本のＰＳＷと目つきが違う。ものすごく鋭い。いろいろ質問した時に、当事者がコンビニに行って無造作に財布を出してスリから盗られる寸前までできたら「私は盗らせます」って。「命にかかわること以外は全部失敗経験させます」って。またヴィレッジという専門家集団の復職復帰施設のトップはＰＳＷで医者を使ってます。そういう形でアメリカの精神保健福祉っていうのは、病院と社会復帰施設と患者会と、トライアングルで機能してました。それで思い出したのは星野弘さんっていう臨床医の方の『分裂病を耕す』〔星和書店〕っていう本です。星野先生は、急性期を終わらせて精神障害者を治療しても、発病の原因が除去されないところに帰したって結局また戻ってくるのは当たり前だ、発病原因のなかでワークモデルを作って原因を除去しなければいけない。そのことをものすごく強調して書かれてました。

八尋● 薬物依存症の関係でいうと、もう少し踏み込んで家族に対して「あなたも病気だ」ときっぱり言ってですね、そこから出発させてますよ。ダルク[25]では、家族を呼んで、まず家族が、あ…自分が病気なんだって（笑）気づいて、我々はまず子どもから離れよう、我々は我々の病気を治そうというところから始めているんですね。そういうダルクの実践っていうのは専門家は誰もいないんです。家族会で家族を支援しようとしています。

25 ダルク（ＤＡＲＣ：Drug Addiction Rehabilitation Center）は薬物依存症からの回復を支援する民間の施設で、全国に五〇カ所ほどある。入寮して共同生活を送りながら社会復帰山梨● そう、そうなんですよ。みんな本人たちが作ったプログラムなんですよね。

八尋● そういう自助という活動が、臨床とか病院のリハビリの場でどんな感じで受け入れられているのか……どうなんでしょう。

伊藤● アルコール依存症の専門の病院のようなところは本人とは別に家族グループを持ってやってますけど、ダルクみたいに独立した会とはちょっと違って、医者やＰＳＷがある程度リードしていることが多いと思います。だから自助組織とはいえず、本当のリハビリテーションになるにはもう一歩進めて、ダルクのような本当の自助組織に発展する必要があるのですが、それがなかなか進まない。

それから、精神病の発症や経過に家族の問題が関わることは確かにあるんですが、家族だけ責めても解決しないという問題があります。その根底にはわが国の民法の問題があってね……

八尋● 法律の構造[26]がそうなんですよ、おっしゃる通りです。医療の問題の前に、法律に問題ありですね。

伊藤● 家族の責任っていう伝統的な風土がありますから、家族もやっぱり社会的な要請のなかで動かざるを得ない。事故につながったらどうしようとか常に考えてますから。そこのところを家族自体が割り切れるような文化にできるかどうか、非常に難しいのですね。だから物理的・空間的に分離したほうが早いということになっちゃうのかな……

❖ 世話と見守り ❖

ストロベリーママ● 家族は支援が必要だと言われましたけれど、当事者から言うと、家族が失敗させせないように手を差し伸べてしまうっていうところがあるんです。私は子育てをしていて、子どもがこけても

を目指す。スタッフはダルクのプログラムで回復した経験者。

26　民法は責任無能力者の不法行為について賠償責任を認めないとし、その法定監督義務者が責任を負うものとしている（同法七一四条）。法定監督義務者とは、未成年者の親権者（民法八二〇条）、未成年・成年後見人（同法八五八条）、児童福祉施設の長（児童福祉法四七条）等のほか、精神保健福祉法に定める保護者も含まれるとされてきた（同法二二条、同条の二）。しかし、平成二五年改正において、精神保健福祉法二二条及び同条の二を含む保護者の義務規定を削除した。

自分で起き上がれるように自分で立たせるんだけれども、どうしても当事者は、家族がなんでもしてあげてるっていうか、そういう部分が多いんじゃないかなって思うんですけど。

山梨● 現状だと、家族に支援をすればするほど、違う意味になっていくような気がするんですよね。だから違う支援体制をつくらなきゃいけない。

野中● 日本では、支援っていうのが何かやってあげることであって、失敗するのをじっと見守るのは支援じゃないのね。だから、何かやるとお金になるけど、信頼して見ているだけではお金にならない。

徳山● アメリカでは学習させるんですよ。入院は高いですから、日本だったら保護室にいるような重い人も社会にいるんです。そういう人たちを連れてキャンプに行くんです。キャンプ場では二十くらいの選択肢があって、どのプログラム、レクリエーション選ぶかって、どんな人にも説明するんです。大きく日本と違うところが、「何もしない」っていう選択肢があることです。ずっと寝っぱなしでいるっていう選択肢も保障されているんですよ。日本の医療にはないところです。

野中● その通りだね。デンマークでは、どんな認知症でもその人が歩き出す時に手をつかんで止めたらそれは権利侵害なんです。本人の意思だから。だからやっぱり語りかけて、ご飯だから戻ろうって本人の意思に働きかけるような対応をしないと、その人は職員としては権利侵害になる。

徳山● 何もしないっていう選択肢も残されてるんです。

野中● それからね、何もしないでその人が危ない時に放置したらそれも権利侵害。だからやっぱりそこをきちんと押さえることが大事だってこと。

徳山● 見守る、ですよね。

野中●　見守るですね。

藤田●　デンマークは人権って強いですよね。例えば認知症の方が夜ベッドから出ようとすると、日本ならセンサーは直接誰かに知らせて誰かが飛んでくる。ところがデンマークの場合はセンサーを足で踏んだら、本人に、いま夜ですよ、ベッドに戻りましょうって。すると時計を見るんです。あちらは白夜だから時計にも工夫があって、左側が朝から夜、右側が深夜帯になっている。重くなればなるほどきちんとそういう対応をしていく。だからそういうシステムがちょっと違うのかなって。

八尋●　なるほどね。

上田●　野中さんの言うことはよくわかるんだけども、老人の施設なんかでは、転倒して骨折するから手伝うんだよって言い方をする、これはどうなんですかね。

野中●　結局それを職員のせいにしちゃう日本の問題があるわけですよ。職員としてはそんな権利侵害の責めが自分にくるんだったら、縛りつけてでも倒さないっていうことが絶対命令になって、本人の能力を伸ばそうなんてこと一切考える必要がないわけですよ。医者もそうです。自殺するのを責められるんだったら絶対退院させないですよ。死なさない殺さないっていうのは医者として重要なことです。

❖ 自立の条件 ❖

八尋●　自立するっていうのは個人の能力の問題なのか、それ以外の問題なのか、いかがでしょう。

山梨●　僕らは、まず住居分離を自立って考えて、二〇〇九年に住居分離の家庭の調査をしました（図6、図7）。そんな難しいことじゃないんです、お金云々でもなくて、自立することを余儀なくされるよ

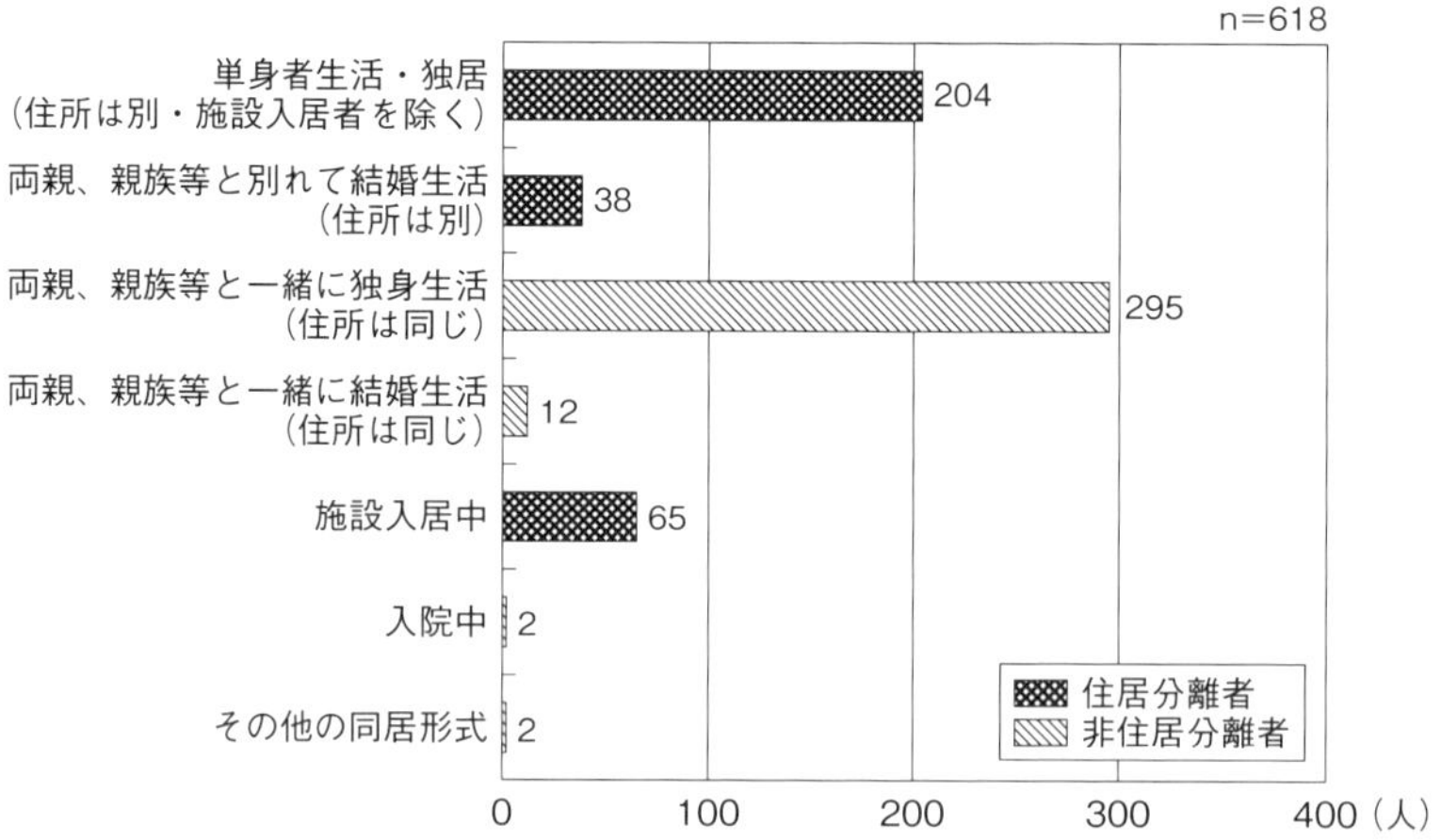

図６　現在の居住の状態（2009 ゼンセイネット全国調査より）

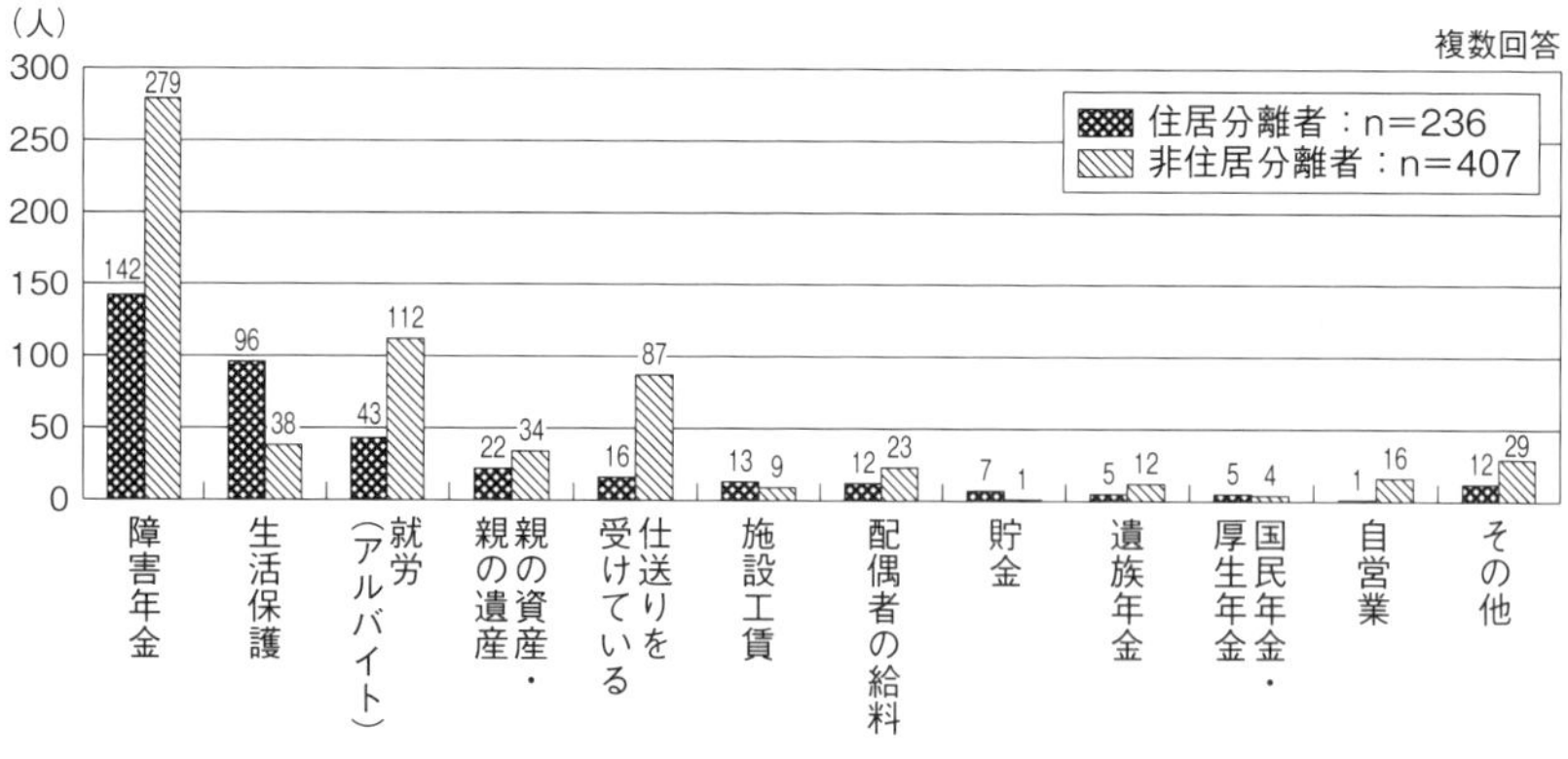

図７　生活の資金源（収入源）比較（2009 ゼンセイネット全国調査より）

うな環境を提供される、強いられる。そうすれば自立します。言い方が悪いかもしれないけれど、当事者はずっぷり浸かってますんで。家族とか環境、例えば入院している人はお医者さんかもしれない——単身生活を強いられれば、自立してます。もう少し言うと、収入調査をしたことがあるんですが、住居分離者と非住居分離者との月当たりの収入は約一万円しか差がないんですよ。

徳山● 家族のところにいる当事者が使う小遣いが十万としますよね。単身生活者の人たちで障害年金の次に多いのは生活保護でだいたい十一万。一万円しか違いません。周りを見てると、家族と同居している人たちは、飯を食わせてもらって、障害年金は全部小遣いに使って、おばあちゃんに小遣いたかって、めちゃくちゃ金使ってます。生活保護にならざるを得ない状況になって、やっと世帯分離が起こっているっていうのが現実です。

山梨● 補足して言いますと、単身生活者のほうが——出されている薬の量が、クロルプロマジン換算量[27]が少ない。家族と同居しているほうが多いです。単身生活したほうが病状がよくなっているんじゃないかなっていう感じはしますね。

藤田● 僕の場合は、まったく変な意味で分離してて……。頚損っていう障害を持つようになって、家族が見なきゃいけない、見る暇がない、親も高齢化して見れない。じゃあ施設に行くのかどうかなんですよね。施設に行って一生終わるのかと。そこで家族と別れなければいけなかった……苦しい立場。例えばトイレに行きたい、配偶者はご飯の用意とかある、じゃあ我慢しようねと。でもなんで我慢しなければならんのかと悩みましたね。そういうところで、自分はやっぱり家族がいても介助者や福祉サービスを利用している——精神（障害）のほうは福祉サービス[28]は箸にも棒にもかからないと思うけ

27　ある抗精神病薬を、最初に抗精神病薬として開発されたクロルプロマジンに置き換えた場合、どのくらいの量に相当するかを見ることをクロルプロマジン換算という。それぞれの薬がクロルプロマジン一〇〇mgと等しい効果を発揮するための量（等価容量）が決まっているので、服用している複数の抗精神病薬全体をクロルプロマジンに置き換えることで、服用総量の多寡がわかる。例えばリスペリドン一mg、オランザピン二・五mgがクロルプロマジン一〇〇mgに相当するので、一日にリスペリドン三mgとオランザピン五mgを服用している場合は、クロルプロマジン換算量は
3×100＋5÷2.5×100＝500 mg となる。

ど。行政は日曜日は家族が見なさいというけど、そうすると家族が休めない、絶対休めない。おかしいと思うけど、やはり民法上の問題で。家族に負担かけるよりも別れて生活する選択肢、僕にはこれしかなかったのかなと。

地域による支援格差

伊藤● 当事者の問題としてね、藤田さんのように身体的にできないことが明確で、それによって家族との関係がどうなるかもよく見える場合と違って、精神科の場合は、自分の判断でここまではできてここまでは支援を必要とする、あるいは家族のここに問題があるって、本人が明確にわかっていればやりやすい面もあるんだけれども、それがなかなか、自分の問題が見えにくい……

八尋● 藤田さんも初めからそれに気づいたわけじゃなくて……

藤田● じゃないですね。流れっていいますか、時間の経過、あとは人との交わり。自分自身が源だというふうに頭を切り換えて。ほか人の生活を知ると、実際、呼吸器をつけて胃瘻して一人で生活してる人がいるんですよね、介助者、訪問看護、訪問診療、そういう社会資源を活用しながら二十四時間三百六十五日、親元から離れて生活している。やれるんだ、とね。

八尋● 私がダルクのことに触れたのは――薬物依存症の場合は親元に帰ったらスリップ、再使用をします。なので、まず家族から絶対に家に入れないという約束を取ってダルクへの入所を許可します。で、入寮中は基本的には会わせない。今の九州ダルクのようにうまく回復の道を歩いている仲間には特別な日に会わせることもあります。クリスマスの時に家族が、三年ぶりとかで、会うことが許され

28　障害者の福祉サービスの介護給付には、区分認定調査が必要。障害者自立支援法の障害程度区分では一〇九の質問調査項目のうち身体機能が多くを占めていた（精神・知的は二〇項目）ため、身体障害者のほうが介護給付を受けやすかった。改正された障害者総合支援法（平成二六年四月一日施行）では障害の種別に関係なく適切な判定が行われるよう見直され、八〇項目の障害支援区分に変更された。

ます。目で語り合うというか、ほとんど言葉をかわさずに、入所者の元気な姿を見て泣いて、また戻るんですけどね。つまり、今の制度でもささやかながら家族を分離してほかの人が介入していくというのができているところもあったりするので、そんなモデルをもうちょっと依存症以外でも広めていったらどうかなと思います。

野中● 今の日本の問題は、やろうと思うとすばらしいことができる。でもやらないところはなんにもやってない。だからどこの地域に住んでるかが大事であって、ダルクがそばにある人は助かる。ダルクがないところの人は助からない。[29]自立生活支援センターがあるところは助かる。ないところはなんにもできない。良い精神科医がいるとちゃんとできる、でもその精神科医が退職しちゃうと終わり。だから、やろうと思うといろんなことができるんだけど、身体医学のほうに金が行っちゃうわけですよ。表面的には民主的だから、一人ががんばるとそれなりにやれるわけ。だけどそいつが死んじゃうとまた元通り。この一見民主的だが歪んだ構造をなんとかしないと、いつまでたっても……。やってますよちゃんと。世界のトップまでやれますよ。ただし日本ではそれは普通には享受できない特別なことなわけです。

28　全国自立生活センター協議会（ＪＩＬ：Japan Council on Independent Living Centers）の地方組織。ＪＩＬは、障害を持つ当事者自身が自己決定権、自己選択権を育てあい、支えあって、平等に社会参加していくことをめざした、当事者中心の全国組織。全国各地の障害者自立センターが加入している。

第4章 診断と見立て

❖ 残りの1％ ❖

八尋● では実際の臨床場面を中心に伺いたいと思います。例えば病気が急性期にあってコミュニケーションがとれない場合、面接で話を聞きだしたり、それなりの治療だとか診断のために言葉を引きだすための何か工夫があるんでしょうか。

野中● それは、99％が自分を見失っている人であったとしても、残りの1％が健全な状態を保っているわけだから、残りの1％に働きかけるわけですよね。その原則がないと、精神科の専門家とはいえない。

八尋● その1％のやりとりのなかで裾野が見えてきたりするんですか。

野中● 見えてきます。

八尋● 例えばこういうケース、ということでご紹介いただけますか。

野中● よくあるケースでね、幻聴や妄想でもう自分をコントロールできないという混迷状態で「自分は病気じゃない、オレには神様がついてるんだ」ということで警察に連れて来られた場合、警察に保護されている今現在のストレスをどう回避するかという課題を巡って協同することは可能ですよね。

八尋● 例えば、犯罪に絡んで鑑定留置の時に精神科医がアプローチして聞きだして、成育歴――その人が困ったことだとかエピソードがずっと書いてある。そういう話を聞きだせる段階ってあるんですか。例えば一番初めの面接の段階でそこまで聞いたりするのか、それとも相応に信頼関係があったり、患者さんが落ち着いた段階からそのへんの話を始めるのか。面接の時の段階的な過程はあるんですか。

野中● 何を聞くかは求められる状況によるんです。犯罪に絡む場合には詳細な事実が情報として必要なので、司法から求められた場合は、本当は治療と関係ない情報も聞きださなければならない。治療の場合には、細かい生活歴はすっ飛ばすことが多いわけです。何が必要なのかですよね。聞くのに段階があるかっていうのは当たり前で、出会ったばかりの女性に「お前どういう生活してるんだ」なんて聞いたらそれで関係はおしまいですよね、当然、関係の深まりっていうことがあった上で進めます。だから詳細はわからないまま先へ進んでいるわけです。

八尋● 映画とか物語では精神科の面接で、患者本人も気づいていないことが露《あらわ》になって劇的に変化するというような物語性のある話が出てきますけど、現実にそういうことってあるんですか。

野中● 誰でも、自分で自分のことがわかってるなんて妄想ですよ、健常な人も含めて。人と語って行くうちに、「なんだオレはあいつのことが好きだったんだ」って気がつくわけですよね。気がつくまでにはやっぱり相当なコミュニケーションが必要なわけです。

❖ 患者は覚えている ❖

八尋● 上田さんどうです？　実際のやり方と、自分がやるとして理想的な姿というものがあれば、それをちょっとご披露いただきたい。

上田● 僕の場合は、まず通常の外来で初診――最初に会った時は、やっぱり多少時間をかけて最低でも一時間か、一時間半くらい話を聞く。それ以上だとお互いに疲れちゃうので。だから大雑把な生活歴だとかいちおう全部聞く。もちろん最初は、あなたは何で困ってますか、から話し始めるんだけど、それをある程度聞いたらやっぱり全体――家族歴だとか生活歴だとかを聞く。そのなかでまた気がつくこともあるし。最初に少し時間をかけて話を聞くことで、その後の話がむしろスムースに行くだろうと僕は思っている。通常の再来は、僕は完全予約制でやっていて一時間に五名診るのが精一杯、どんなに急いでも。一人十分くらいです。ときどき長くかかる人もいるし。それから、せん妄があったり妄想、精神運動興奮があって暴れている人をどうするか。できるだけ拘束しないでやりたいけれど、ときどきは拘束せざるを得ないような場合も出てくる。しかし、精神科救急学会の初代会長だった計見一雄先生が言っているように、拘束してそのまま放っておいてはいけないけれども、騒いでいると近づけないものが、むしろ拘束してしまえばこちらが近づいていって、例えば手を握ったり話をしたり――もちろん唾をひっかけられたりということはあっても、近づいて話ができる、それを頻繁にやれると。そのことはちゃんと向こうも覚えているわけだし、それは後から有効になってくる。そのへ

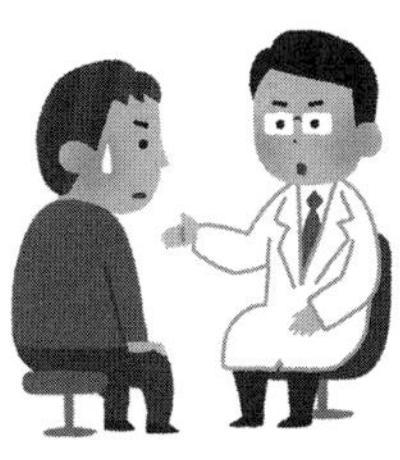

んが患者との関係性でポイントとして今ちょっとお話を聞きながら気がついた点です。

八尋● 質問なんですけど、診断をつけるために聞く質問ってあるんですか。

上田● もちろんそれはあるでしょう。

八尋● それは診断名で違うんでしょうか。例えば……私ぜんぜん知らないので聞くんですけれど、私が二十年くらい前に話した精神科医の人は、この方は統合失調症なのかなぁとか思っている時に、妄想とか幻聴の話とかをつかむと、「うん、これで分かった、統合失調症でよかったんだ」とやっていく。つまり、野中さんの話でいうと相互に見つけていくっていうような協調の態度があるんですが、その精神科医の方は、やっぱり診断するために症状を把握しなくちゃいけないということで、言葉は悪いですけどかすめとるような雰囲気の面接がなんとなく前提であったように思うんですけど。

上田● いわゆる尋問調の診察はしないということは精神科の原則なんです。さっき言ったように困っていることは何かから始めていって、その人の全体像を捉えるように話を聞かないといけない。なかなか診断がつかない場合、極端なことを言えば「夜中に幻聴が聞こえませんか」とかいう聞き方も出てくるわけですけど、ただそういうようなことをこちらから積極的に聞く場合には、僕の場合には三十分なり一時間なり話を聞いていてそれなりの関係性はできているわけなので、だいたい教えてくれることが多いと思います。今ので返事になったかどうかわかりませんけど。

八尋● 診断がつきにくくて、症状が把握できて診断がついた、そういう具体的なケースをご紹介いただけませんか。

上田● そう言われると非常に難しいですけど、例えば自殺企図で農薬を飲んで一般的なうつ病ということで紹介されて来た人があって、いろいろお話を聞いてると、どうもてんかんらしいというのがわかった。もちろんてんかんの薬は飲んでいたんだけれども、話を聞いていると、いわゆる身体的な痙攣発作はぜんぜんないけれど、なんか不機嫌発作みたいないつも不安な感じだとか不協和音みたいな感じがずうっとあって、それでだんだん気分が落ち込んでいってついに農薬を飲んでしまった。これは薬が充分でなくてそのてんかんの発作なんじゃないかなと思って、今度は脳波の検査をやってみると「ああ発作が起こってるんだな」と。痙攣発作まではいかないけれどこれだと不機嫌発作が起こるかな、という感じで今度は血中濃度を調べて、ああやっぱり充分いってないな、じゃあもうちょっとてんかんのお薬を増やしましょうよって増やしてやると、抗うつ剤なんかぜんぜんやらなくても気分がよくなって落ち着いてくる。極端な例ではそういうのがあります。だから、いま農薬をなんで飲んだかということも大事だけれど、その人の全体像——ある程度ですよ、限度はあります、全体像を知るっていうことも診断には非常に大事なことだと思います。今のは身体的な病気が精神的に影響を及ぼしていることがわかったっていうことですけどね。

八尋● それは、てんかん由来の不機嫌と、うつの症状とは、違和感があって区別できるということですか。

上田● うーん、まあわかるといえばわかるけれども、この例は確実にそういう既往があったということと脳波の検査や血中濃度などで比較的わかりやすいからお話したんだけれど、例えば同じうつの自殺でも、古典的なうつ病の場合もあれば、新型うつ病といわれるようなキャラクターの関与が強い場合もあるし、それから統合失調症でもかなり自殺の方は出てくるわけだし。そこではある種の違いは出てくるし、それはやっぱり鑑別しながらいかないと、ということになると思うんです。

八尋● それは、患者さんとの話、相互コミュニケーションのなかでつかんでいくんですか。

上田● まあ最初はですね。同時にいろんな検査もやっていく。例えば頭蓋内腫瘍でそういうことだって起こりうることだと思いますし。硬膜下血腫でもそういうことが起こっていてもおかしくない。

❖診断は急ぐ必要はない❖

八尋● では伊藤さん。同じ質問ですけど。

伊藤● 患者さんが、気分がすぐれない、自分はうつ病とか何か精神科の病気があるのでないだろうかと自ら受診する場合と、家族や職場の人が緊急を要するということで受診させる場合がありますが、救急の場合、診断よりも――もちろんどんなことが背景にあるかは頭に置きながらですけど、とりあえず今問題になっている行動面の逸脱をどうコントロールするか、さしあたりいちばん緊急に対処しなければならないことをします。鎮静と生物学的な検査を緊急に行い、それからその背景に何があるのかを、患者さんとの対話を通じて探ることになります。そこまでに相当時間がかかる場合があります。場合によっては、状況が許すかぎり、もう目一杯暴れてくださいということもある。どんなに興奮してても人間のエネルギーなんて限界がありますから。むりやり注射して眠らせてコントロールするよりも、本当は、興奮して暴れていたら取っ組み合いになるほうがいい場合もあります。お互いのために。むりやり行動をコントロールするために、鎮静剤や電気けいれん療法[30]をすることで、患者さんが何を苦しんでいるのか、悩んでいるのかという情報も得られなくなってしまいます。

30 クロルプロマジンが開発されるまで用いられた精神疾患治療の主要な療法。

徳山● もう喋れなくなります。

伊藤● ええ。ですから、時間と状況が許せばできるだけ強制的なコントロールはしない環境がいちばん望ましい。でも実際の臨床の現場では、大勢の患者さんが四十人、場合によっては六十人も一つの病棟に集団で入院しているので、なかなかそうはならない。そこで隔離したり拘束したり、静脈注射で精神症状をコントロールしてしまったりする。医療を提供する側の態勢が充分でないのです。経営上の問題、診療報酬とか人件費の問題も絡んでなかなか理想的な医療ができないのが現実です。

　診断の話に戻りますと、昔は睡眠剤を少しずつ注射して意識レベル下げて、緊張がとれ抑制がなくなったところで、本当のことを言わせて診断をつけるアミタール[31]面接もなされていました。診断ということが先に立つわけですが、それは治療上すべきではないことです。本人の気持ちとか生活背景とかを知り、診断や精神療法の方針を探るのに時間がかかりますが、その時間が大切。診断は急ぐ必要ないと思っています。初診の患者さんが統合失調症なのか、ストレスによる障害なのか、あるいはうつ病なのか、なかなか明確に診断できないことが少なくありません。背景に脳炎とか器質性の脳・神経疾患がある場合は急ぎますけど、そうでなければ確定診断を急ぐ必要はありません。診断は治療のための一つの大事な条件にはなりますけれども目的じゃないわけで、その人が困っている症状がとれて、本来の自分なりの生活ができるようになればとりあえずはいいのですから。臺《うてな》弘先生は「診断は治療の侍女であって主人ではない」と言っていますね。

頭部に通電することで脳全体を一度に活性化し人為的に発作（てんかん様のけいれん）を起こさせる。現在は全身麻酔下で施行されるが、以前は麻酔を用いずにいわゆる「ナマ」で行われ、患者に非常な恐怖と苦痛を強いた。急性期の対症療法として行われ、効果の持続性は期待できない。記憶の喪失などの副作用があり、自分の病状悪化時の状態について後で内省できないという欠点もある。

31　アミタール（バルビタール系催眠剤）を、眠らせない程度に徐々に注射し、患者と面接する方法。患者の緊張、不安、抵抗などの意識的な抑制を排除し、医師と患者の間に疎通性を生じることによって心の中に抑圧された体験や葛藤を表出させ、診断や治療に役立てる。患者の主体性を損なう診断・治療技法であり、最近は行われない。

❖ 向精神薬は魔法の薬ではない ❖

八尋● 一応の診断をして、薬が出ますよね、そうすると薬によって抑え込まれてしまって、例えば「ああ、これちょっと違うんじゃないか」とかそういう気づきが遅れるということはないですか。私が面会に行く患者さんは、一度薬を切ってもらって本当はなんの病気なのかきちっと確かめてほしいって言われる方がいるんですけれど、いかがでしょうか。

伊藤● 通常の使い方では、薬が診断を間違うほど精神症状を変化させることはありません。覚せい剤など幻覚や人格変化をもたらすような薬物もありますが……。ただ、確かに副作用が生活全体を覆ってしまい、あたかも人柄が変わってしまうように見えることはあります。薬を大幅に減らして見違えるように生き生きした方も少なからず経験しています。昔は統合失調症の症状として「感情鈍麻」「荒廃状態」という用語が当たり前のように使われていました。しかし、そのような症状の大部分は、病気による症状でなく、環境や薬物の影響を受けた二次的なものであるということが、だんだんわかってきました。長期に入院して多剤大量療法[32]を受けていると、人柄が変わったように見える表情とか歩き方とかになりますが、これは副作用であって、診断とは関係ない低レベルの話ですね。

八尋● 向精神薬を入れた状態での面接とかコミュニケーションのとり方と、初診の時にお薬が入っていない時のとり方と、違いはないのでしょうか。

伊藤● 最初からあまり大量に一度に使うことはまずないですから。確かに興奮して入院してすぐの時には、抗精神病薬を注射したりすることはありますけど、眠ってしまいますよね、一時的に。でも覚醒

32 向精神薬（抗精神病薬、抗うつ剤、精神安定剤、睡眠導入剤など）が二種類以上処方され、それらを合わせた服薬総量が大量となる場合をいう。わが国では向精神薬の多剤大量療法が諸外国に比べ頻繁に行われ、その是正が求められている。抗精神病薬については、一日服用総量のクロ

してから診断を変えなければならないほどにがらっと変わってしまったというようなことはまずないですからね……。この点、野中先生どうですか。

野中● 誤解があるんですよね。精神科っていうものになんかミラクルな力があるように誤解されている。とてつもなくわかるとか、とてつもなくわからないとか。普通の人間が、異性と会ってこの人が好きか嫌いかってことがわかるかわからないかっていうレベルの話ですから、真剣にやればわかりますし、ほうっておけばわからないわけですよ。向精神薬を飲んだからって、そこのところが変わるわけではない。精神科医がミラクルなパワーを持っているわけではない。そこに誤解があるのですよね。

医師のコミュニケーション力と診断

八尋● そうですか。ではコミュニケーションとかインフォームドということについてはいかがでしょう。例えば何度説明しても「ああ理解されてないな」って思う時には……

伊藤● 理解しない、力がないって思ったことはないですよ。そうじゃなくてむしろ、今は本人にとってもっと重要なことっていうか、別の大切なことに関心が向いているのかもしれませんよね。こちらは一生懸命でも、例えば幻聴や妄想でこちらに充分注意を向けられないのかもしれない。だからそういう洞察と配慮がなければ、いくら一方的に説明しても無理ですよね。そのへんに精神科特有の難しさがあります。そういう患者さんの状況を受け容れながらどうやって治療関係をつくっていくか。若い先生方は、ちゃんと聞いてないって患者さんを怒る人もいるんですけどね、隣の診察室で聞いてると。なんか無駄なこと、バカなことをやってるなと思うんだけれど（笑）、まあ成長すればわかるだ

ルプロマジン換算量（注27参照）が一〇〇〇mgを超えれば大量（多量）とされる。ほとんどの場合、治療効果より副作用の害のほうが大きい。

ろうと思ってますけど、そこはやっぱり医者のプロとしてのスキルですよね。

野中● 医療場面では、医療者と当事者とでちゃんとコミュニケーションするっていうのが、内科や外科も含めて大事なんだけど、そこが今の医学教育でなされていないんですよ。精神科の位置づけが非常に低く――お薬を使うと診療報酬が高く、お話をすると報酬が低い。だから精神療法がほかの国に比べて日本では低く評価されています。したがって医学教育のなかでもそういう医師と患者のコミュニケーション技術がほとんどトレーニングされていない。限られた人しかきちんとした精神療法ができていないのが大問題。どうやって患者さんと会うか、最初に家族とどう会うか、何人で会うかなども、ちゃんと考えて面接開始するのが専門家であって、それができないのはニセモノなの。その組み立て方がいちばん大事で、それをちゃんとトレーニングしてくれっていうわけですよ。

山梨● そうやって実施してる先生って全体のどれくらい……

野中● ここに来ている人たちはちゃんとやってるわけですよ。

山梨● それくらい？（笑）、そのくらいしかいないってわけですか？

野中● それが問題なわけで、例えばさきほどの議論のなかで診断、診断っていうんだけど、「診断」と「見立て」があって、診断っていうのは医学的な病名診断。見立てっていうのは暮らしのことも人生のことも家族関係も含めて診るわけですよ。だからいわゆる普通のお医者さんっていうのは診断して薬をどう選ぶかっていうメディカルモデル[33]で、我々はもうちょっと総合的に診るので「見立て」という言葉を使うほうが適切です。その大きな違いをどこかではっきりさせないと。

山梨● メディカルモデルっていう形で考えていくと、お医者さんは、診断して病名をつけましょうと。こ

33　メディカルモデル（医学モデル）とは、社会モデル（あるいは生活モデル）に対立する方法論で、診断・治療・支援に際して当

ちらは、病名を知って自分で自然に勉強する。本を読むと、統合失調症だからこうだ、これとこれがってみんなあてはまっちゃう。病名にこだわったら症状が増えるんですよね。言わば「病名副作用」みたいなものなんですけど、どんどん悪くなっていく。僕らは見立ててもらうなんて考えたこともない、そういう対応してもらったことがないから。ほとんどが「あなたは病気だからこう」「病気だからこの薬飲んでおきなさい」「こういう時はこうしておきなさい」とこんなのばっかりなんです。そういうのと比べるとかなり違いますよね。「見立て」によるっていうお医者さんをどうやって探してったらいいのか……。それは患者が、それをまず基本だよっていう意識を持たないとお医者さんもそれが基本だよっていうふうに持てないと思うんですよね。今その構造がないと思うんです。

徳山● ある先生は、まず診察があって診断があるっていうことを言われたんですよ。人間としてまず患者に接して、診察して、どんどん聞いてその人のコアの不安を取り除いてやって、それから病気の診断に入るって。僕が一番初めに入院した時はいきなり注射で昏睡状態。それで「出してくれ」ってドアを叩くとカルテには「暴力的」って書かれる。それから「徘徊」ってあるでしょ、狭い空間の中に押し込められたら廊下を歩くくらいしかないですよ。それを徘徊って診断するんです。隔離された空間の中で症状は生まれるっていう可能性、僕は絶対にあると思いますね。

❖ 入院の不安 ❖

八尋● ユーザーの方は初診や入院の時、私はどうなるんだろうという不安な気分とかあるんですか。

徳山● 僕は一回目の退院の時、主治医の先生に、薬だけは飲みなさいって言われたんだけど、当時は旧薬[34]

事者の生物的な器質的・機能的な欠陥に注目して関わる立場。それに対して後者は、当事者が抱える問題をその生活を規定する社会的・環境的条件に着目して解決を目指そうという考え方。近年、特に障害分野では、これまでのメディカルモデルへの反省に立って、社会モデルに沿って医療や福祉制度を構築しようとする動きが主流である。

34　定型抗精神病薬を指す。注4参照。

だったからものすごく副作用が強いんです。ろれつが回らない、顔つきが変わる、表情が出ない、そういう状況になったので、兄が「おまえ薬やめろ」って言ったんです。こんな薬飲んだら廃人になるぞって。それで薬やめて、半年後に再入院です。入院する時いちばん不安なのは何かっていったら、どれだけ入院すればいいかがわからないことなんですね。交通事故で大腿骨を骨折して整形外科に入院した時には、早ければ三カ月、長くても四カ月か五カ月だって言われました。それが精神科の病院だけはいつ終わるのかがわからない。それがいちばん不安だって仲間のみんなも言うんですよ。いつまでに退院できるかわかれば、入院するって。いつまで隔離されて置いておかれるのかわからない、それがいちばんの不安ですね。

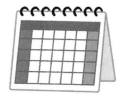

伊藤● 今でもいますね、そういう方。病院にお母さんがいらしていて、本人はどうして受診しないのかって確認すると、病院行って入院させられたら一生出してもらえないんじゃないかって、だから行かないんだって。

八尋● 入院期間の目安は言われるんですか。

伊藤● 最近は言いますね。

上田● 言っていますね。

八尋● どんな感じで言うんですか。

伊藤● 例えば、今回は休息入院ですから一週間くらいとか。二回目、三回目で前に失敗してますから少し長く、二、三カ月くらいにしましょうかとか、人それぞれ。私が今お手伝いしている総合病院は平均在院日数が六十日くらいですから、早い人は一週間、昔から入院している方は別として三カ月くらい

が最大入院期間です。
　ただ、入院を短くすることはいいんだけれども弊害もありますね。と言うのは、急性期の方の入院が多いのですが、とにかく早く退院させようということで、その間の治療が乱暴になっちゃうんですね。拘束が多くなってしまったり。それを修復する過程がきちっとなされずに退院してしまう。それはその後の治療によくないですね。よほど丁寧な急性期治療をしないと、傷だけついて帰ってしまうっていう方もいるんじゃないか、だから二回目の入院が嫌だっていう人が出てるわけですよね。

八尋●　入院期間の目安について一般の診療科だったら言いますよね。でも精神科の場合はなかなか言わないケースが巷にはいっぱいある。言わないのはなぜか。背景や理由は何でしょうか。

上田●　外来だったら本人が行きたくなければ二度と行かなければいいし、やめることができる。ただ入院はそういうわけにはいかない。強制入院の場合はなおさらだし、任意入院の場合でもいろんな問題がある。だから、このために入院するんだという入院の目標、あるいは入院して何するのか。例えば休養だって薬物の調整だってあるだろうし、こういうリハビリ、あるいはカウンセリングやりますよっていう、目標と期間はある程度言うべきだろうと思うし、ほとんど言っているつもりです。ただ特に任意入院の場合は、「あなたは任意入院だから勝手にいつでも退院できるよ、だけども勝手に退院したところでいいことはないから、少なくとも僕とあなたと家族なりなんなり、三人くらいで退院の時は話をして決めようね」というふうな予防線はちょっと張っておくんだけれども、一カ月から三カ月とかね。言えない場合が絶対ないとは言えないけどねぇ……

八尋●　どんなファクターがありますか、言えない場合。目安がわからないっていうことがあるんですか。

伊藤● 入院時の治療計画加算っていうのがあって、計画書を患者さんなどに示せば病院にはお金が入る仕組みになっています。だからどの病院も形の上では入院治療計画書を作成し、入院期間を知らせているはずです。一応入院治療計画書に本人にサインしてもらうことにはなってるんですけど、本人がちゃんと読まないでサインしてしまったり、家族が代わりにサインしてしまったりすることもあるので、治療計画や治療期間も含めて、入院時のインフォームドコンセントが精神科のなかではちょっとないがしろにされてると思いますね。形式的になってしまって。

八尋● それは患者に説明して、患者が「ああ、それだったらそれで入院しましょう」みたいな話に……

伊藤● そうはなりません。告知はしますが、必ずしも納得してもらえるわけではありません。入院期間の長短よりも、入院そのものに対する不安や拒否感情が強いので、本人にとっては入院期間は本質的な問題でない場合が少なくありません。

八尋● 言えないとか説明できないのはなぜですか。

伊藤● 納得してもらえるかどうかは別として、目安としての入院期間が言えない場合はないのではないでしょうか。

藤田● 一般の内科とか総合病院で、退院予定に合わせていろいろ準備していたら急に退院させられることもあります。だから入院の治療計画通りいってないんじゃないかっていうのは、精神科以外でもありますね。

❖ 服薬を巡るやりとり ❖

八尋● では、見立ての説明、薬の選択についての説明、そしてリハビリの方向性の説明、日常生活への指導に関する説明、それらを患者さんにするについて、工夫をしてることだとか、こうあるべきだというようなことがあればお話しいただきたいのですが。

伊藤● 最初に来た時からリハビリの話まではしませんよね。今あなたが苦しんでいることとか、なぜこのような状態になっているかということを少し一緒に考えて、それにとりあえずどう対処するかを考えましょうと。その背景にはもしかしたら統合失調症という病気があるかもしれない、でも最初ですから確実にはわかりませんね。そこで、眠れないとか、いま苦しんでいるとか、そういうことに対する薬をとりあえず使ってみましょうと。ただ、この薬が効くかどうかは、人によってぜんぜん違うし、副作用が強く出る場合もありますから、必ず報告してください、次の受診日の前でもいいから必ず電話一本入れてくださいと。こんな曖昧な状況から治療が始まるということは、患者さんにも伝えます。その薬が効くかどうか私自身も自信ありませんしね。製薬会社はいろいろ宣伝しますが、例えば、この薬はパーキンソン症状[35]はありませんって売り出している薬が、激しいパーキンソン症状を伴い、ひどくだまされたということもあります。ほとんど信用できないと思ってますけども（笑）。自分で経験しない限りは、患者さんから聞いて学ぶしかない、飲んでいる患者さんから情報をもらうしかないんです。患者さんによっては頼りない医者だなと思っているかもしれませんけれど、フィードバックかけてもらい、一緒に薬を選んでいきましょう、と。

35 パーキンソン病に見られる筋強剛（筋肉のこわばり）、手足や体の振戦（ふるえ）、前屈姿勢、小刻み歩行、無表情、流涎（よだれ）などの諸症状の総称。定型抗精神病薬の副作用としてよくみられる症状でもある。これらの症状は、脳内の錐体外路と呼ばれる神経伝達回路の機能が抑えられるために起きる錐体外路症状の一つである。錐体外路症状には、パーキンソン症状のほかに、ジストニア（首・手足・舌などが引きつったり、眼球が上転する）、アカシジア（一時もじっとしていられなくてそわそわし、落ち着かず、いらいらする）などがあるが、いずれも抗精神病薬の副作用としてしばしばみられるものである。

八尋●患者さんのなかで、薬について懐疑的な人と、薬を欲しがる人と……

伊藤●ありますね。

八尋●そういう時の対応の仕方はどうでしょうか。例えば「いやぁ、私くすりは……」っていうような人、逆に「バンバン薬ください、これじゃ少なすぎるんじゃないか」っていうような人には……

伊藤●むりやり連れて来られた方は、薬に限らず治療すべてに当然反発します。だからその時は薬の必要性を説明するのにはほんとに時間がかかります。一方で自分から、インターネットで調べて「こういう新しいうつの薬が出たのでぜひ処方してください」って来る方もおります。いろいろですね。

八尋●その時の薬の説明とか見立ての説明とかは。

伊藤●その人の主張あるいは状況に応じて、なるべく振り回されないようにやりますけれども。薬を飲むことを最初から拒否する患者さんは、昔からみるとずいぶん少なくなりました。多くの場合、眠れないとかは自覚してますから、少しゆっくり休める薬を使いますか、というようなことでたいていの方は納得していただけます。ただ初めから、オレは病気でない、こんなところに来たのは親がむりやり連れて来たんだという方には、その場合は一回目は薬を出さないで、次回、もう一回来てくださいっていうようなことで約束して、時間をかけて必要性を納得してもらうようにします。でも結局は来なくて、暴力行為などになってむりやり連れて来られる方もいますけどね。でもそれはそれで自分がそういう行動をとってしまったということで、結局納得していただけることが多い。早期治療がいいからといって、本人が納得しない段階で強引に説得して治療を行うのがいいのかどうか。社会的に容認される範囲の行動をとれなくなった段階で強制的に連れられて来る場合は、そういう行動自体は修正しなくちゃならないっていうことで、本人が納得しなくても進めざるを得ない状況に追い込まれることもあります。でも多くの場合、誠意を持って当たれば最終的に理解して、場合によってはあきらめてといったほうがよいかもしれませんが、例えば一日一回だけならという形で服薬してもらえます。

尊重と受容

山梨● 薬が効いてる効いてないとか、診察室の中だけでわかるんですか。

伊藤● 診察場面だけで、生活場面でどういうことができてるのか、どんな支障があるのかは、家族からの情報がなければ正確にわからないことはしばしばあります。ただ、信頼関係ができていれば診察場面で薬の効き具合とか、本人の困っていることなど、きちっと話してもらえます。この症状がつらいのに、さっぱり薬が効かないから替えてくれとか。でも統合失調症の患者さんは遠慮深いのかあまり自分から要求することはないように思います。

山梨● 信頼関係って、つくるのにおそらくポイントがあると思うんですよ。ドクターと患者それぞれに。信頼関係を持つ条件というか、そういうのが早く合致するような方法があるといいですね。時間がかかるという問題じゃなくて、おそらくこことこことここは、この先生は自分に対してオッケーだから信頼できるっていうのはあると思うんですよね、そのへんがどうにかならないかなと思いますね。

八尋● ストロベリーママさん、臨床の場で、医師を信頼するために、これだけはしてほしい、っていうことはありますか?

ストロベリーママ● これだけは……そうですね、診察の場だけではなくて、そのほかの外の交流っていうか。白衣を脱いだ場も含めて――白衣を脱いだらもう仕事ではないかもしれないけれど――病気も一人ひとり原因があるから、デイケアや私生活などで、一つずつでも問題に気づきながら、していかないといけないのかなと思います。

八尋● 山梨さんどうですか？ みんなの声を代弁してもいいんだけど、これだけはやっぱり医師に守ってほしいとか、これがないと信頼できないとか、信頼関係を形成するためにいちばん必要だなと思われるようなことを。

山梨● ……ごめんなさい。主治医と患者関係をずっと持ってきて、信頼したらろくでもないことばっかり起きてきたから、浮かばないんですよね。病気を治すんだよって言われて、信頼して、薬飲んで体が悪くなったとか、三十年くらい費やしてそれだけで終わっちゃったとか。人生三十年返して、みたいなのはありますけど。だから、代弁すればきっとあるかもしれないけど、僕自身には……

八尋● それでは信頼ではなくても、自分の意見を言いやすいようになるためには、何が必要なんですか。

山梨● 診察室の中でですか？

八尋● うん、臨床を中心に。

山梨● そうですね……自分の意見を言いやすくするには、まず、僕らの生活の目線まで下がってきてものを考えてくれることだと思うんですよ。お医者さんの目線で考えられて、難しいことといっぱい言われてもわけわかんないし……ですよね。そうじゃないと、例えば僕らの生活費のこととか聞けばわかるかもしれないけど、そんな生活したことも想像したこともなくて、ただ事実として聞いているだけの人と話をしてても、こっちが言ったこと本当にわかってるのかなって思ってしまうんですね。だから僕らの視点までっていうか、一緒の位置まで来てくれる。

八尋● それは、臨床以外の実際の生活のことを理解してくれてるなと思えば、言えるわけ？

山梨● 臨床のなかだけだったら、悪いけれどモルモットみたいなもので、僕は嫌だなと思うんですよね。

八尋● 徳山さんはどうですか？

徳山● 僕も、初めの入院から七回くらい続けて強制入院で、薬も飲まずに、基本的に医者を信頼してない時期がずっとありました。初めの入院の時はいきなり注射、隔離病棟ですよ。その時のことは全部覚えてます。野中先生は99％錯乱してても1％は、と言われた。1％、その時なんらかの言葉かけがあったら変わってたと思うんですね。その1％に働きかけてくれる、そういう医者がいないんです。もう一つ、僕たち精神障害者はラベリングされますよね。ラベリングされたら、そのなかで生きていくしかないんですよ。

山梨● あ、一つあった。僕はこういう人は意外と信用してます――選択肢を三つ用意して相談にのって考えさせてくれる。で、自分に四つ目を決めさせてくれる。

八尋● なるほどなるほど。選択肢は三つだけど、これから選べじゃなくて…

山梨● 自分で四つ目を。そういうのがあったら、確かに考えるとこれがきっといいんだって思える。僕、結構そういう人と会ってるんですよ。

藤田● 信頼関係って、精神科医でもほかの医療でも関係ないと思うけど、改めていうと、受容なんですね。批判しない、横から口ださない。例えば、あなた五分しゃべりなさい、五分間ちゃんと聞きますっていう条件。それと秘密を人に話さない。もう一つは観察者の目で見ない。やっぱり対話的共感するっていう位置づけ。例えばベッドに寝ている患者がいる、ドクターや相談員が寝てみると、ベッドは西日が当たって「ああ、まぶしいよね」って気づく。じゃあお話しましょうという時にまずカーテンを閉める。そういう落ち着いて話せるスペースの作り方は大切だなと。それからこれは本で読んだことなんだけど、ある病院で統合失調症の人が朝から一日椅子に座っている。看護師さんとかドクターが「おはようございます」「こんにちは」って言っていく。その統合失調症の方はやはりじいっと下を向いている。あるとき別の病院から精神科のドクターが来た。で、毎日その人の椅子の横に座って、一言も挨拶もせずただ横に座っているだけ。それがずうっと日にちが経つうちに、その統合失調症の方が一言も話していないドクターに声をかけた。ただ「挨拶しないとね」じゃなくて、同じ位置でいて、そしてやっと口を開いた。信頼関係ってそういうところで出てくるんじゃないかなって。もっとよくなったら私はあなたの話を聞いてあげましょう、じゃなくて、やっぱりその人の1％、何パーセントのものを活用しながら、それでいろんなことについて話し合おうねっていうところがやはり大事じゃないかな。時間がかかるかもしれないけれども。

山梨● 藤田さんの話を聞いていて思ったんだけど、僕が話した、患者と一緒に麻雀したりタバコ吸ったり遊びに連れ出したりしていた先生って、きっとそういう目線で見ていたんでしょうね。その先生といると心地いいんですよ、すごく。安心できる。たくさんは話をされないんだけど、ああそうね、みたいな感じで安定するんですよね。いま考えればその先生がしていたことって、おんなじ位置で横になってみないとわからないというようなことだったんですね。その先生に会ってから病状よくなりました。

主治医に望むこと

八尋● 治療プログラムというか、その全体像の説明はどの段階でされるんでしょうか。上田先生いかがですか。

上田● 病気にもよるし、その人が中学生か高校生か高齢者かでも違ってくるけども、最初の時点で可能な限りは説明します。しかしやはり急性期の時にリハビリについて言ってもしょうがないわけだし。かなり難しいけども、一応それなりに説明はしてるつもり。むしろ逆に、治療する以上はこれだけのことはちゃんと説明してもらわんと困るよ、っていうのがあれば提案してもらいたいですね。

山梨● 主治医にしてほしいことっていう調査では、いちばんは治療計画の説明なんです。次が自分のことを理解してほしい、そんな順番なんです（図8）。こういう現状で、どんなことを最低限してほしいかって聞かれてもわからないですよね。まず、うちはこういうメニューがありますよって出してもらわないと。これは僕の経験ですけど、漠然と病院に通っててもなんのためにここに来てるんだって思う。でもとにかくいちばんしてほしいことは、薬の説明です。一錠でも、これはこういう効果があってこうですよとか、こんなメリットデメリットありますよとかきちんと説明してほし

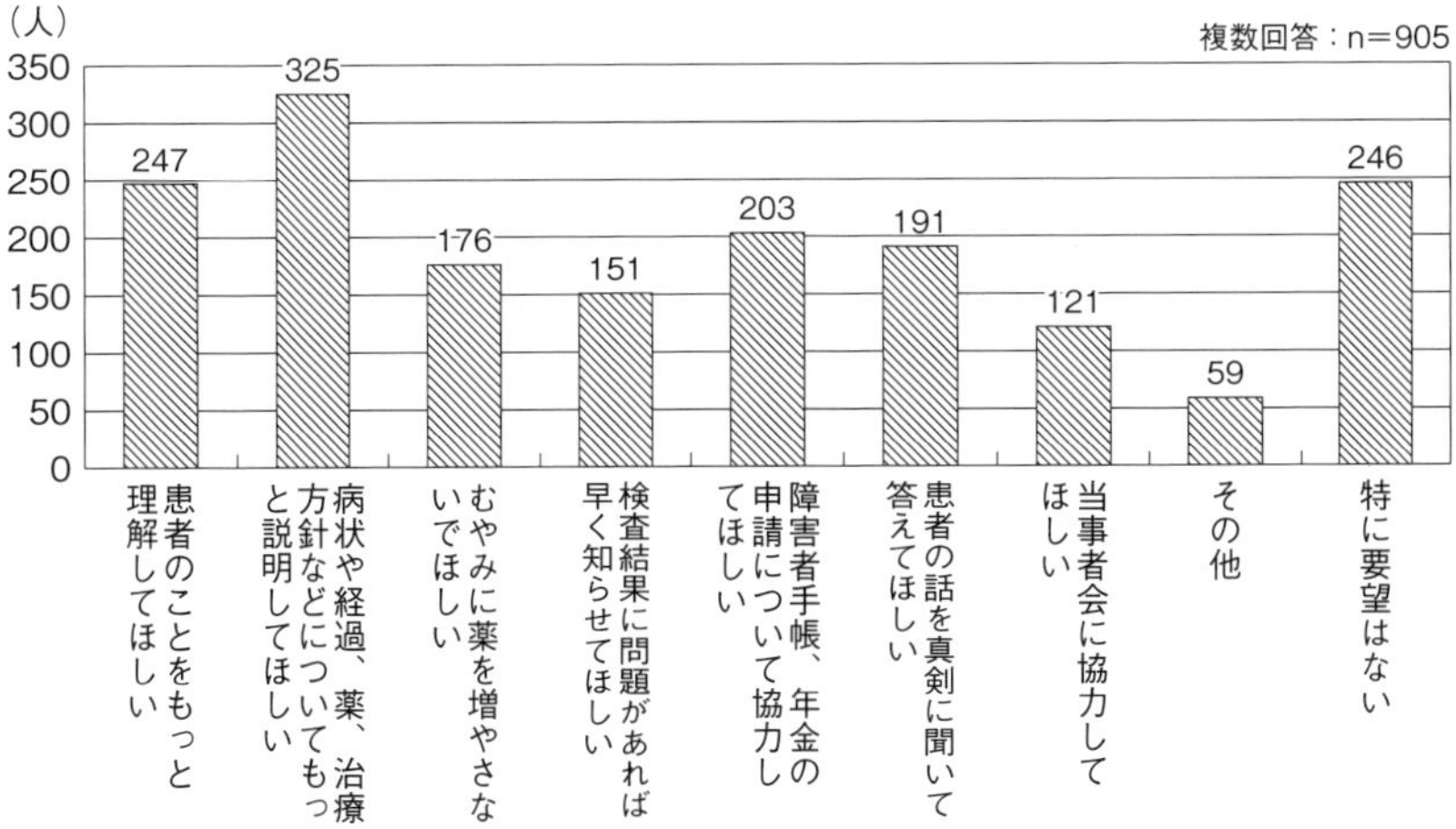

図8　主治医への要望（2005 九州ネットワーク調査より）

い。それからもし、最初に戻れるんだったら、入院させる前に充分話を聞いてほしかったですね。それもなくて薬だされるだけだから、ぜんぜん治療感がないんですよ。風邪みたいに薬だけで治るのかなって思うじゃないですか、治療法もぜんぜんわからない、薬のメニューすらないわけですよ。

上田● 診療報酬の関係で、薬と一緒に、このお薬は名前は何でなんとかに効きますよとかいう紙を渡されるでしょう、あんなんじゃダメなのね。

山梨● あれ、なんですか。こころのなんとかの働きを助ける薬ですって。意味ないですね。精神科で出す薬なんだからそういう薬に決まってるよね。眠りを改善する薬って、睡眠薬なんだから当たり前でしょう。

八尋● ちょっとまだ待って（笑）。野中さん、リハビリとか地域への出口はどの段階でどんなふうなタイミングで説明するのか、経験されたこと、あるべきこととかお話しいただけますか。

野中● 今の話の続きだけど、説明して納得していくそのプロセスは、相互関係なんですよね。だから、一方的に説明する側だけが努力するんじゃなくて、説明してほしい人が「おれはこれを聞きたいんだ」と言えるような関係があれば、もう少し理想に近づくと思うんです。聞かれたら、なんだそんなこと知りたかったのかっていうこともある。互いにゆとりが必要なんですよね。その医者と患者の両方にゆとりがないのですね。そこに告知とか説明とかの問題があるわけです。

それから、糖尿病、高血圧、それからがんもそうですが、慢性疾患なので、出口の問題はあまり考えないです。それよりもこの病気とどうやってつきあっていけばいいのか。急性期のつらい症状は収まって、自覚的には症状もなくなるかもしれないけれども、慢性病とどうつきあいながら、自分の人生をどう生かしていくのか。ここでは治療計画というよりも援助・支援計画なんですね。だから、ケアマネジメント、相談支援事業なんかで、生活全体を総合的に勘案して、その人の希望に沿ったケアプランを作るわけです。でも残念ながら、そのケアプランの中に医師の役割が組み入れられていない。どうしても福祉と医療が統合されていないのが日本の一つの限界。だいたい医療者はリハビリテーションの教育もトレーニングも受けていないので、障害とつきあうためのプランが立てられない。非常に限られた人たちしかそういうものが作れない。人と金とゆとりがないとこういう状況を変えられない。ここをなんとかしてほしいというのが希望ですね。

❖「共同意思決定」を阻む壁❖

八尋● パートナーシップだとか共同意思決定の関係を形成するために、医者がしちゃいけないこと、しなければならないことって何かありますか。

野中● 本当は医者も、説明して、患者さんと共同意思決定して、共同戦線を張りたいんだけど、そうできない事情があるわけですよ。それはなぜかっていうと、社会的な問題を押し付けられていることがあるんです。自傷他害――死んじゃうかもしれないし、他人に迷惑をかけている人が精神病院に来る、だからその場合、患者さんと医者とだけで決められないわけです。法律が必要なんです。西洋の場合は医者と患者さんと勝手に契約ができて、それでダメな場合には法律が出てくるわけですよ。あちらでは簡単に言いますよ、あなたは統合失調症です、入院は何カ月です、あ、やらない？やらないんだったらどうぞ、強制入院です、もうはっきりしてます、法律に基づいてるから。日本は法律が手を抜いてるから、契約できる段階に精神科医療がなってない。医者がへたに退院させると、家族が文句言ったり社会も自治体も文句言ったり、弁護士まで文句言うわけですよ。そこの問題に触れずに、末端の精神科医とか患者の責任にしておくっていうのが最大の問題だと思います。患者だけじゃなくて精神科医療スタッフも法的に守られていないわけですね。

もう一つ言えば事前指示[36]です。例えば意識がなくなった時に胃瘻を続けるかどうかというような問題で、ちゃんとしてる時に「私は胃瘻は拒否します」ということで裁判にかかれたら、事前指示で有効ですよね。

八尋● そうですね。

野中● だから精神障害者も普段健康な状態の時に、私が保護室に隔離されることが必要な場合は、必ずこの先生のところにしてほしいとか、この人に連絡してほしいとか、混乱を早く鎮めて可及的速やかに出してほしいとか、書類に事前に書いておくといいんです。この精神科事前指示は法的に有効でしょう？

八尋● それは厳密に法的に有効かどうかは別として、患者にとっては有効ですよね。例えばダルクでは、スリップつまり再使用したらこの先生のところに連れて行ってくれって先に合意しておきます。それで、誰かがミーティングに出て来ない時はスタッフが行って声をかけます。「お〜い、出といでよ。（もうスリップしてるんだろう）」、「もう少し待ってください。（もう少しやらせてください）」、みたいな（笑）。そこから連れ出すのも仲間だったら暴れないんですよ、錯乱してても。行ったらそれまでの主治医ですから、何をするかっていったら薬が体から出てしまうまで隔離。で、「どうする？」

36　自分で意思を決定・表明できない状態になった時のために、あらかじめ自分が望むあるいは望まない医療やケアについて文書で意思表示しておくこと。自分の代理となって治療法などの判断をする後見人を指定しておくこともある。日本では終末期医療との関連で言及されることが多いが、制度としては確立されていない。

「自傷他害のおそれ」と同意能力と能力判定

「自傷他害のおそれがあること」は措置入院、「同意能力を欠くこと」は医療保護入院の要件です。医療保護入院の規定は医療及び保護のために入院させる必要がある場合と定められ、同意能力を欠くことから医療及び保護の必要をみずから理解できないことをもってこれにあたると解釈されています。

いずれも強制入院の要件ですから客観的な基準に従って厳格な判断がなされなければなりません。しかし、これらはなかなか困難な判断です。「自傷他害のおそれがあること」が近未来のいつまでにどれくらいの確率で見込まれるかという基準についてすら議論は整理されてはいません。例えば、1カ月以内なのか、半年以内なのか、数年のうちなのか。60%以上の確率なのか、5%以上の確率なのか。「同意能力を欠くこと」にしてもどのような判断項目について判断力がどの程度欠けていることが求められるかについていまだに公式な判断基準は示されていません。例えば、世間の常識をものさしにするのか、本人の偏りを前提とするのか。

「自傷他害のおそれ」はあると言えばどこまでも広がるし、他面その将来予測は5割以上の正答率をもってなすことはできないという意見が根強く存在します。ある精神科医は「自傷他害のおそれ」を感じないが、精神科医によっては感じる場合もあります。「同意能力」についても欠けると言えば欠けるが、それなりにこれまでみずからの判断で地域生活をしてきた実績はあるという見方ができるケースも多くあります。

そのような戸惑いのなかで、実際は主観的で曖昧な判断をどれだけ客観的で厳格な判断であるかのようにふるまうかという点に力点が置かれているように見えます。そのことによって現実に人や地域によって大きな判断格差が生じています。

問題は強制入院を許す要件ですから、ただ単に入院する必要があるというだけでは不充分です。そこで予想される危害やリスクが回復できない重大性をもって、現に切迫していること。さらに、入院の必要性はその人の人生にとって最優先順位にあること。それらのことが具体的な証拠によって示されることが必要です。しかし、今の判定システムでは不可能事に思えます。（八尋）

と。すぐダルクに帰るのか、もうダルクから出るのか、この病院にひと月くらい任意入院するのかどれか決めろ、と。ダルクの場合は事前に話し合っていますし、仲間が同じように再使用しますから、了解しています。それを主治医にも基本的に伝えてるわけですね。

伊藤● ヨーロッパでは精神科事前指示[37]っていうのかな。例えば具合悪くなって入院した時には、強制の注射までは仕方がないからしょうがないですとか、注射は嫌いですから隔離室に入れて落ち着くのを待ってくださいとか、あらかじめケースワーカーと文書で先に合意しておく制度があります。例えば再発した時には保護室もやむを得ないですと、仕方なしに書く人もいるらしいんだけど、そう書いてもらうと結構自分で責任持って、再発の誘因になるストレスを避ける生活をするようになるということもあるようです。事前指示という行為が再発予防にも効果的だって言われてますね。

八尋● そうですね。

野中● 例えばダルクに関わってもらえると、安心して「退院いいよ」ってことになる。そうでない場合はがっちりやんなくちゃということになる。

山梨● そこの位置づけですよ結局、患者会も。

徳山● 一つ、いろんなことがものすごくうまくいった事例をお話ししたいんですけど。僕の姪が統合失調症になったんです。看護学校に行ってる時に発病したんですけれど、三カ月間風呂に入らない、入院させられると強制入院だから本人絶対医者にもかからなくて、精神科にも行かなくて……。患者会活動をしてるから僕に姉から電話がかかってきた。僕はなんとか入院させたくなかったから——入院っていうのはものすごいストレスなんです、入院したら静かな生活だなんてとんでもない、患者同士の間

37 Psychiatric Advancce Directive 患者の自己決定権を最大に生かすために米国で行われている制度。精神症状が安定し、冷静な判断ができる時に、あらかじめ自分の病状が悪化し判断能力が失われた時のために、代理人を決めておいたり、入院先や治療法について自分の希望を文書として作成しておくこと。英国には同じような制度としてＪＣＰ（Joint Crisis Plan）が試みられているが、こちらは法的拘束力がない。（参考文献 藤井千代：臨床精神医学四〇、六八三-六九〇、二〇一一）

に入ってものすごい神経使って心休まらないですよ。医者が診察しないと薬は出せないって言われたから、なんとか薬だしてもらいたいなって思って、あっちこっちの先生に相談に行ったんです――そのとき上田先生は宮崎におられたから。ある先生に頼んだら、内緒だけど女性の先生を派遣してあげるよって言って、自宅に派遣してくれたんです。その先生が十回くらい自宅に来てくれました。娃はまず拒否です。だから先生はじいっと待ってて、カウンセリングして。何がきつかったのって徹底的にカウンセリングをされて。二、三回目の時に娃が涙をぽろぽろ流してしゃべり出したんですね。その後に「じゃあこの薬のんでごらん」って言って、この薬で具合が悪くなったらすぐ言いなさいよね、やめてもいいからねって、やめてもいいからやめたこと報告してくださいよねって。治療の見通しも言って。それで娃はドグマチール®[38]飲みだして、徐々に改善していったんです。その結果、彼女は一回も入院せずに――完全な統合失調症ですよ、自分で外来に行って、今は親のやっている焼き鳥屋でぴしっと働いてます。JR九州の人と最近結婚しました。日本では例外ですけど、こういう治療法は理想的だと思いますよ。

❖ 医師が抱える問題 ❖

八尋●　理想的な臨床が一例あるとしたらあとの九十九例は、ひと月とか三カ月に一遍来たのに、「どうですか」、「どうにかやってます」、「じゃあおんなじ処方」（笑）という、これを続けているのをどうするのかという問題があります。確かな地域生活を一見しているかのように見えるけれども、ユーザー側からすると、その人らしい生き方はほとんど閉ざされている。薬をたっぷり使って。だからそこ

38　一般名スルピリド。非定型抗精神病薬。

で、五分から十分くらいの診察時間で、どうすれば多剤大量の処方を切り替えていけるか、そうならないようにどうすればいいのか。

上田● 要するにね、よくならないと医者はどんどん薬を増やしちゃうんですよ。単剤に切り替えていけないと、ほかの薬に替えるか上乗せをするので多剤になっちゃう……。患者さんが増えちゃうとダメですね。やっぱり時間をある程度かけないといけない。うまくいっている、と少なくとも僕が思っている人は一時間で五人くらいは診れるけども、うまくいっていない人にはもうちょっと時間をかけられるような、そういう制度づくりをしないといけないですね。今の保険上も三十分以上診察したらお金をちゃんと余計だしてくれますよっていうのはあるんだけれども……う〜ん……それで充分なのかどうかっていうのは、ちょっと僕は疑問に思う。

伊藤● 治療時間が短くしかとれないのは、医療制度上の問題もあるんだけれど、精神科医が不足しているんです。ある程度数がいないと良質な医者も増えませんので、医師の数を増やすことが一つ。ただ医者が全部抱え込んで解決しようっていうのは無理ですし、医師も簡単には増えませんから、多くの専門職が連携して、医師ができないことを補える体制を強化する。例えば心理士[39]も国家資格化されれば重要な役割を果たしてもらえるはずです。また最近は、薬剤師が病棟を巡回し、副作用、薬の飲みやすさ、飲み具合などをチェックする体制をとっている病院が少しずつ出ています。副作用の問題や飲み心地の情報を薬剤師から主治医にフィードバックし処方に生かしてもらうのです。でも患者さんの生活支援のための連携がまだ不充分ですね。例えばケースワーカーは患者さんが地域に向けて退院していくのを支えるのが役割ですが、病院で働くＰＳＷ[40]が非常に増えているにもかかわらず、外国に比

39 わが国には民間団体の日本臨床心理士資格認定協会が認定する「臨床心理士」は存在するが、国家資格制度はまだない。現在、関係諸団体が国家資格化を目指しており、そう遠くない将来、国家資格をもった心理士が誕生すると思われる。

べて入院期間は長いし精神科のベッド数も減ってない。専門職の生かし方も考えなければなりません。

ストロベリーママ●　精神科医が増えてないから精神科特例[41]の、一対四十八っていうのは消えないんでしょうね。

伊藤●　どっちが先かっていう問題はあるんですけど、例えば医療法を改正して一般病棟と同じように人員配置しようとしても、精神科医が少ないので法律を変えても実態は何も変わらないという事実もあります。ただ、ものすごく多い精神病床を本当に必要なだけに減らせば、精神科特例をなくしても充分配置できます。

もう一つはさきほど出たように、専門職種を上手に配分して医者の役割をもう少し楽にしていく――今、精神科医が書かねばならない煩雑な書類がすごく多いんですよ。だんだん医療秘書に任せるようにはなってきていますが、まだ充分普及していませんね。

上田●　そうそう。

野中●　もう一つ言えば、例えば仕事したいっていう人がハローワークに行くと、主治医に意見書を書いてもらってきてくださいって言われる。主治医に聞くと、そんなことやるとまた病気が悪くなるからダメだって言われて、結局仕事ができない。主治医が止めちゃってるわけですよ。就労可能性まで主治医が決めてしまう、そういう仕組みが問題。就労問題については主治医なんかわかりっこないんだから、ちゃんとワーカーに任せればいいんです。それにハローワークでは必ず主治医の意見書を求めるんだけど、単なる運営規則が法律のように扱われてまかり通っているわけです。主治医の意見書をも

40　先進三四カ国が加盟する経済協力開発機構（OECD）によると、二〇一一年前後のデータに基づく人口十万人あたりの精神病床数は、OECD平均で六八床、日本は二六九床で最多。在院日数は三〇一・一日（次いで韓国の一〇八・八日、その他の国はほとんどが五〇日以下）と圧倒的に長い。

41　一九五八年の厚生事務次官通達で精神病院は特殊病院と規定され、医師の数は一般病棟の三分の一、看護師の数は三分の二を可とした。二〇〇一年の医療法改正により大学附属病院と一定の規定を満たす病院に限り一般病床と同じ人員配置基準となった（患者一に対し、医師一六：看護職員三：薬剤師七〇）が、多くの精神科病院は、患者一に対し、医師四八：看護職員四：薬剤師一五〇。これを理由に入院患者一人あたりの診療報酬も低く抑えられてきた。

らってこないと受け付けませんとなるのです。

山梨● 実際にありますよ。医療関係者が就労を止めてるっていう。統計でも出てますね（図9）。

八尋● 自動車[42]の運転もそうですね。主治医が大丈夫っていうのを書かないとダメだとか。

野中● 何度も言うけど、すべての権限を主治医に一任しているという構造が問題なんだよね。

山梨● 厚生労働省で、医療保護入院のかわりに、親とか家族じゃなくて主治医にっていう話が出た時にちょうどその場にいまして、やっぱり医師会のほうは「また主治医……」ってすごい嫌な顔して反対されてました。おかしな話ですね、みんな主治医主治医って。

野中● だから、チームにちゃんとお金を出せ、と言ってるわけです。そうすれば主治医が三分診療で毎週会うなんてアホなことしないで、三カ月に一遍一時間ちゃんと会って、就労についてはワーカーに任せて、薬の副作用については薬剤師や看護師に任せられる。それが全部主治医だから、主治医も疲れちゃって辞めちゃうわけですよ。これじゃもうぜんぜんもたないわけ。

山梨● それも確かにそうだと思うんですけど、主治医によっては自分が抱え込んじゃう人もいますね。

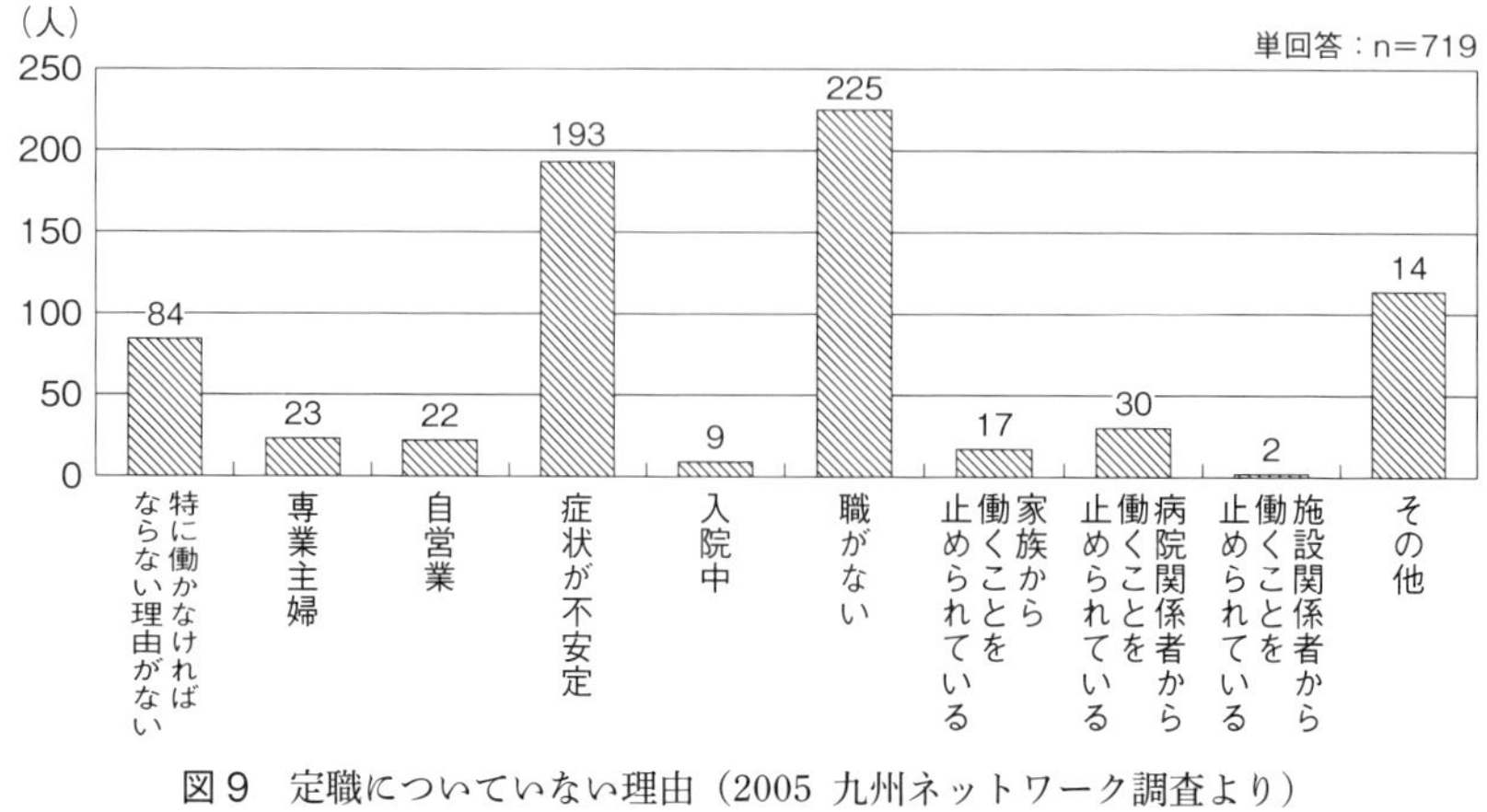

図９　定職についていない理由（2005 九州ネットワーク調査より）

伊藤● そうね……。家族が治療者になるみたいな話もあったけど逆にね、医者が母親になっちゃったりっていうのもあるんだよな。なんでもかんでも私が全部面倒みるっていう。

野中● ところが、チーム医療になっていないので、結局主治医がなんでも引き受けて飯も食わないでやったりする。これをどこかで整理しないと。

徳山● でも、臨床心理士の国家認定の資格も問題にされていますけど、精神科医の方が自分の既得権を放さない、臨床心理士に渡さないっていうところがあって、それがネックになっていると思いますよ。

野中● そうね。

❖主治医と病院の選択❖

八尋● 患者からすると、転院がうまくいかないという問題もあると思うんですがいかがでしょうか。

山梨● 自分で希望した時ですか？　難しいですね。

八尋● ええ。あるいは退院・入院ですから退院が認められないと転院もできないっていうことと、転院をあまり勧めないですよね。

上田● 人によっては早く替わってもらったほうが僕はいいんだけどね。例えば一年二年みてても変わりきれなければさ、僕とは違った見方の医者に診てもらったほうがいいわけでね。

藤田● 環境を変えるっていうこと？

上田● 環境含めて。一生懸命僕はやったつもりだけど、一年たっても二年たっても変わらないっていうことになると、移ってもらったほうがその人のためだと思う。

42　二〇一三年の道路交通法改正で、てんかんや統合失調症などのために運転に支障を来す一定の症状があるにもかかわらず、その症状を申告せず取得や更新をすると一年以下の懲役又は三〇万円以下の罰金刑が科せられ、また該当の患者を診察した医師は任意で診断結果を公安委員会に届けられることになった（守秘義務の例外）。プライバシーの問題のほか、免許を失えば通院も難しくなり、失効を恐れて通院を避ける可能性なども指摘されている。

ストロベリーママ● 一日のベッドの値段が二万円だって聞きました、だから放せないんですかね。

伊藤● どうなんですかね、ベッドが空いたら困るから転院させないって、やっぱりあるのかな。

山梨● 患者間では言われてますよ、「鬼のナントカ蛇のナントカ帰ってこれないナントカカントカ」って（笑）。そういう言い回しで病院のランクづけがあって、そこには転院したくないとか。

伊藤● 転院に抵抗する要因が医者の側にもしあるとすれば、長い間ずっとパターナリスティック[43]に親みたいにして面倒みてた患者さんが別の病院に行っちゃうっていうのはなんだか投げ出すような気がするっていう場合もあるし、それから、自分の病院に長い間いた患者さんが別の病院に移って、余計なこと言ってもらっても困るっていうのもあるかもしれない（笑）。

徳山● 保護義務者が替えさせないっていうのもありますね。

上田● それはあるよね。

八尋● それから、主治医を替える替えないの話がありますよね、で、替えた経験のある方。

山梨● あります。治療方針が明らかじゃないし、やっぱり約束を破られた時には、替えますね。主治医に約束を破られたことが何回もあるんです。

伊藤● それは同じ病院のなかで替えられたの？

山梨● 同じ病院のなかで。希望の医師にはされないことが多いですけどね。

八尋● ああなるほど。希望した医師になるんじゃなくて。単に主治医のチェンジ。違う病院の医師のところに行くってことはない？

山梨● その先生を追って行こうという人はいますよね。

43 パターナリズム。父権主義などと訳される。強い立場の者が一方の本人の意思にかかわらず介入すること。医療においては医師が患者の意向とは関係なく治療を進め、患者は「おまかせします」となること。「自己決定」とは反対の概念。

精神科医療における情報公開の重要性

一般に精神科病院、特に単科の精神科病院は特殊な病院と見なされ、誰でも気軽に訪れるには敷居が高い。また、病院自体も日頃から積極的に地域住民と交流を持ち、風通しのよい運営に心がけなければ密室的になりやすく、世間の常識とかけ離れた自己充足的な運営に陥りやすいと言えます。精神病院の透明性を高め、開かれた病院にすることは、地域住民の病院に対する誤解を解くばかりでなく、職員の士気の向上、医療の質の向上、入院患者の処遇改善、患者や家族の適切な病院選択などに資することになります。

精神病院の透明性を高めるためには二つの方法があります。

一つは日頃から地域住民との交流を意図的に深めることです。例えば病院の催し物に住民を招待する、病院の敷地を住民に開放して利用してもらう、病棟内にボランティアを導入する、見学や体験入院の機会を作るなど。

もう一つは、インターネット等を通じて、病院の設備や構造、職員配置、診療内容、診療実績（救急患者受け入れ状況、外来診療成績、入退院状況など）を一般に公開することです。これは、病院自身の内部点検のためにも役立ちます。他の病院と比較検討することで、自分たちの病院が地域でどのような役割を担い、何を期待されているのかを知り、運営に役立たせることができます。また、患者や家族に病院選択のための手がかりを与えることにもなります。

しかし、残念ながら精神科病院の情報公開は進んでいません。ホームページで検索すると、国公立病院の中には行動制限件数、事故件数まで含めて掲載しているところもありますが、多くの精神科病院では開設年、院長名、病床数、交通アクセスなどしか掲載されていません。

措置入院や医療保護入院など行動制限を伴う入院医療を実施している精神科病院においては、一般医療における以上に情報公開を進め、医療の透明性を高めることが重要です。すべての病院が、構造（閉鎖・開放病棟の割合、保護室数、ベッドサイドカーテンの有無など）、職員配置（医師、看護職員、精神保健福祉士、作業療法士など）、治療方法（作業療法、デイケア、電気けいれん療法など）、治療実績（外来患者数、入退院患者数、事故・自殺数など）などについてインターネット上で公開する時代になってほしいものです。（伊藤）

野中● 精神科だけの問題じゃなくて、例えばいま私はがんセンター通ってるんだけど、選択肢がないんだよ。レベル低いんで替えたいんだよ、でも代わりはいないわけですよ。じゃあほかのがんセンターまで通うかっていうと、やっぱり自分の家から近いほうがいいわけですね。選択肢がないと嫌な医者でもしょうがない、あきらめる。そうすると医療の質もチェックできないわけ。弁護士なんかさっさと替えればいいわけですよ。レストランもさっさと替えればいいんだよ、それは選択肢があるっていうこと。ところが医療の場合、なかなか選択肢がないっていうところに大きな問題があるね。

伊藤● 転院の話が重要なのは、転院するためには情報が必要なんですね。ここの病院にはケースワーカーがたくさんいてこんな治療をやってるとか、その病院はすごく退院率がいいとかね。そういう情報がきちっとないと、仮に転院したくてもどうしたらいいかわからないっていうこともある。日本は医療の選択の自由が保障されていて、どこの地域に行ってもいい。そういう意味では転院は割合やりやすいはずだけど、意外と少ないと僕はみてるんです。インターネットで調査したことがありますけど、患者さんが転院したくて調べる――初めて受診する場合も同じですけど、役に立つ情報をホームページに載せてる病院はほとんどないですね。転院問題に限りませんけれども、患者さんのための病院情報が少なすぎるんです。

第5章　強制入院と隔離

❖治療拒否と強制入院❖

八尋●　例えば否認している、受診抵抗・拒否がある、説明しても理解がない、情報伝達がうまくいかない、了解関係つくるのなんかとんでもないというような、医師からみると困難というか、見立てをするについてうまくいかない患者にはどういうアプローチをしたらいいか、伊藤さんどうでしょう。

伊藤●　難しいですけど、一つは時間的な要素。一回の診察場面の長短もありますけれど、問題を抱えている患者さんが、例えば強制入院にならずにどこまで耐えられるかという見通しですよね。それによって例えば、薬を飲まないとか、引きこもっていて動きがとれないとか、暴力があって家族がどこまで耐えられるかとか、そういうような要素を検討して、ぎりぎりまでいろいろな工夫をすることです。徳山さんが紹介した、訪問診療で乗り切った例のような努力が本来すべての場合なされるべきです。

時間が解決の重要な決め手になる。いわゆる病識という基準で短兵急に入院治療に結びつけて決着をつけようとしてしまう、そういう状況をいかに変えるか。もう一つは、野中先生の言うように、どんなに混乱している時でも一方で現実を捉える力が残っていますので、そこにどうやって働きかけるか、プロの腕の見せ所です。医者の共感能力と技術がなければいくら時間があったってしょうがない。だから状況の見極め、時間、そして医者の洞察能力が決め手ですね。それが生かすことができる条件を、病院あるいは社会でいかに整えるか。否認、拒否、病識という言葉であっさり関係を断つやり方をどう乗り越えるかということに尽きます。

八尋● 上田さんどうですか。

上田● そうですね、受診抵抗拒否……最近僕が経験したのは、うつの人でしたけれど、自分は正しい、親が悪い誰が悪い彼が悪いという人がいたので、そんなあなたね、周りがみんな悪くて自分は悪くないという言い方していたら、たぶん良くならないだろうし、僕は治療できないよと言った患者がいる。その人は結局ほかの病院へ行っちゃったんだけど。ほかでも難しいんじゃないかな、今の状況だと。そのなかでやっぱり患者さん自身も変わっていってもらうことで、また治療できるチャンスがあればそれは受けるわけであって。だから医者は、自分ができない時ははっきり言うのもいいかもしれない。時間の要素は確かにあると思いますね。

それからやっぱり一番最初に会った時にきちんと話をしておくかしないかでずいぶん違ってくると僕は思ってます。ただ一方では、極端に意識障害があったりすると——現実検討能力といったりするけれど、それが違ってきて——例えば幻覚も妄想もあってもいいんだけれど、それで自分の行動自体が変わっていくことによって自分が被害を受けちゃうような時は、医者の個人的な了承・了解じゃなくて公的な了承のうちに、強制的な介入もある程度は考えておかないといけないんじゃないかと思っています。

八尋● ただ、この人自殺をずっと繰り返してて病院に連れて来られた、その人との治療関係をどうつくるかという時に、「時間をかければ」とか「私はできません」で帰して、それでその人自殺しちゃったらどうするのと、こんな課題をつきつけられるじゃないですか。それについてはいかがですか。

伊藤● 重症なうつ病で自殺企図をしている場合は、本人納得しなくても緊急避難的にとりあえずは入院する場合はあります。

八尋● それはレベルってあるんですか。自殺企図してますっていうだけではなくって…

伊藤● 自殺という行為にある背景によります。強制入院させて治療することによって自殺が防げるだろうという見通しがあるかどうか。自殺企図が病気を背景としたものでない場合もあり、その場合に強制入院という手段までとって入院させるべきかどうか迷う場合があります。治療の対象かどうかという診断の問題になります。だから、ある行為があることが入院かどうかを決めるわけじゃないわけです。

八尋● 上田さん、どうです?

上田● 裁判でいうと責任論の問題と似たところがありますよね、その病気と犯罪は本当に関係があるのかどうか。その病気と自殺がほんとに関係があるのかどうか、もしも本当に関係性が深いと判断されたら、やっぱりまず病気を治すことが先決となるわけで、強制入院という選択をするだろうと。数カ月、一、二カ月くらいでだいたい先が見えてくるはずなので、その入院をどうするかは次の段階として、良くなった時点でまたもう一度考え直す、ということになるんじゃないかな。

伊藤● 完全予測はできませんのでね、この人が自殺するか、あるいは罪を犯すかどうか予見できるなんて神みたいな医者はいないはずです。そこのところはある程度医師の裁量、決断っていうことになりますよね。でも、その医師の判断の是非をきちっとチェックする仕組みが不充分です。

八尋● 野中さんいかがですか。

野中● 精神科だけの話にしちゃうからわかりにくいので、宗教上輸血を拒否する人がいて、輸血しないと死んじゃうっていう場合にその医師はどうするかっていう設定をすればいいわけですよ。医者であればやっぱり助けたい、だけど宗教人となれば人が神に召されるのを邪魔するなと主張してもおかしくない。ここで最終的に決定するのは、その社会が合意を形成できるかどうかなんですよ。それを医者だけとか宗教の坊さんだけで決めることになると非常に危険です。同じように、精神科の患者さんをここで強制入院させるかどうか医者一人だけで決めるのはちょっと危ない、法律家だって決められない、じゃあ患者の言う通りにするかっていえばそれも無理だということになると、強制入院の決定は法律があって、臨床的な適正な判断があって、そのいずれも合致するところに社会的な合意が成立するということでないと困る。

そうでないと誰かの責任にして、その責任を負った人が困ったことになってしまうんですよ。今は現場の医者が責任持たされても困るって混乱してるんです。それで救急医療の現場の医師が辞めちゃうんですよ。産婦人科もそうです。無事産ませて、子どもに何かあったら文句言われてお金も請求さ

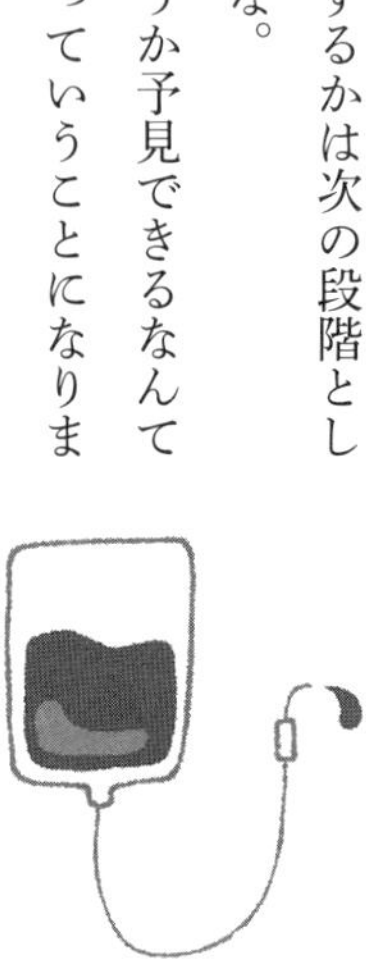

強制隔離と医療観察法の問題

精神障害に苦しんでいる人が犯罪をおかすことがあります。そのとき精神障害によって責任能力がないあるいは減少した状態にあった人は刑罰を科さずあるいは減刑します。その代わり精神科医療を受けるよう法的に強制隔離し観察するというのがこの法律です。

医療観察法は犯罪をおかした患者さんに医療利益を与えるための制度だと説明されています（xページ参照）。しかし、法律の生い立ちは、人を殺しても精神病なら無罪放免というのは許さない。悪い言い方をすれば「狂人を野放しにするな」という誤った社会認識の洪水、精神障害者に対する偏見と差別の渦巻くところです。

精神障害者の犯罪率は特段高くはありません。精神障害がそのまま犯罪に結びつくわけでもありません。妄想や幻覚などの精神症状があってもなくても、人は、社会との関係において貧困、孤立、絶望に陥ることによって犯罪に向かいます。

治療は直接人の身体や人格に関わります。感染症でも精神病でも、患者を社会から隔離して治療を強制することを法制化すれば、社会全体に構造的な大きな悪影響を与えます。その対象とされる人々は社会にとって危険な存在で、社会から排除すべきであるという誤った社会認識を間違いなく醸成します。

医療観察法は患者隔離に足場を求め、精神保健福祉法が定める強制隔離のうえに強制隔離の法制度を重ねました。さらには、強制治療を初めて法制化したと言われています。これらのことが精神障害者に対する社会の偏見差別をさらに増長させました。精神保健福祉法も患者隔離を強化する方向へ進んでしまいます。以後、多くの町で精神障害者に対する偏狭な排斥行動が繰り返されました。

精神を含む障害者が貧困、孤立、絶望から脱出でき地域の中で仲間とともに平穏に生活できる場をつくることこそ社会がなすべき問題解決の道です。障害の重さを増しているのは社会の誤ったシステムのほうだと思います。社会治安のために用いる医療を許すことは、大きな危険を伴います。（八尋）

れるんだから、お産はもう私扱いません、辞めますって言って、産婦人科医がいなくなっちゃう。だから医者だけに難しい判断をさせてはいけない。欧米各国でも強制的な治療関係の開始に関する法律が一部にあるんです。だけどそれがすべてではない。そこのところが大事なんです。法律をつくりさえすれば強制的な治療の問題はそれで全部解決するわけではないということです。

❖ 本当の「困難」事例 ❖

八尋● なるほど。しかしやっぱり治療関係を結ぶために初めは強制がいるじゃないか、こういう議論をされる方おられます。緊急避難じゃない時にも治療関係をつくるための強制的な入院、治療関係を醸成するための強制的な投薬、そういうものがないと治療関係成立のための前提ができないんだ、こういう説明をされていると思うんですけれど。

野中● 本人が困っているのか周りが困っているのかですよ。がんだと一人になると死んじゃうんだけど、統合失調症は生き延びる。だから強制してでも治療関係ができなくちゃいけないっていうのは誰が困るのかっていう話が前提にあるはずです。そこが問題です。本人が困難っていうよりはだいたいは周りが困難なんですよ。私が埼玉にいた時ですが、県内での困難事例を中心に入院させていたんです。紹介されて来た患者は体がでかかったりする（笑）。ひどいのは、誰にも一回も暴力をふるったことないんですが、精神病院では人を脅してないと生き延びられないと思い込んでいていつも病棟でサングラスかけて凄んでたら、暴力的というレッテルが貼られて困難事例として送られてきた。だから誰にとっての困難なのかを考えないと、おかしな話になる。最初に強制的に変なことやられて治療関係が壊れて治療困難とされた人なら、ちゃんと対応するとちゃんと治る。ということで、イギリスでは困難性っていう言い方はやめて「複雑性」っていうんです。複雑なんです。本人の病気や病状が複雑なのか、家族関係や治療関係や社会関係のほうが複雑なのか、その組み合わせによって複雑さが大きかったり小さかったりする。もう一つ、医療にも結びつかない困難さっていうのがある。磨き上げられた困難な事例って地域に何人かいるわけですよ。保健所の医者をしている時は、そういうところに毎月毎月訪問に行って、それで二年かかってようやく治療に結びついたりね。なんていうか、効率的に誰かが困らないようにしようとすると、患者を強制的にでもなんとかしようとするわけですよ。

おかしな社会通念があって、精神科の対談で暴力とか困難について話題になると、やっぱり精神科は暴力の問題がいつもあるという誤解に結びついてしまう。それは気をつけないと、おかしな偏見を助長することになる。ある本を書いた時も編集担当者が、どうして暴力の問題を書かないんですかって。なんで精神科は暴力ってことになるんだって驚いちゃうくらい、社会は偏見のかたまりなんですよ。もう一つ言うと、任意入院で素直に入って、自分から退院させてくれって一言もいわないまま三十年四十年ずっと入院を続けた人は予後が悪い。だから本当の困難事例っていうのは、要するに文句を言わない人なんですよ。

徳山●　野中先生が言われたように、精神病院でトラブルを起こす患者さんはみんな退院してますよ（笑）。おとなしくルールを守っている人はずうっと入院してます。それは不思議ですね。

山梨●　いるよね、患者さんで精神病院の互助会みたいのやってる人。そういう人はずうっとあそこですね。

２）保護者制度の廃止

1900年に制定された精神病者監護法以来100年以上続いてきた、わが国特有の保護者制度を廃止したという点で高く評価できる改正である。ただし、民法において家族はなお扶養義務者として位置づけられており、家族の負担は実質的に軽減されない。また、医療保護入院に際してこれまで通り「家族等」に同意が求められるので家族の強制入院関与は改正前と変わりない。

３）医療保護入院制度の見直し

保護者義務の廃止に伴い、医療保護入院に際しての同意者をどこに求めるかという問題が生じる。今回の改正では従来の保護者同意に代えて、「家族等」のうちいずれかの者の同意があれば入院させることができることになった。これまでのように同意できる者の優先順位は法に規定されていない。家族等のうち誰か一人の同意があればただちに医療保護入院が成立する。

関係者の多くは、患者の権利擁護という観点から、強制入院の決定には複数の精神保健指定医の判断を必須とし、入院後の早い時期に第三者が入院先の病院に出向いて入院妥当性を検証する仕組みをつくるべきだと主張していた。しかし、保護者制度廃止が、結果として強制入院に関わる公的責任を曖昧にしてしまった。これは改悪である。

なお、この制度の見直しに伴って、医療保護入院が長期にならないように、①医療保護入院者に退院後生活環境相談員（PSWなど）を付けること、②地域援助事業者と連携すること、③病院内に「退院支援委員会」を設置して退院を促進することの３点が精神科病院管理者に義務付けられた。これらの仕組みによって入院期間が実際に短縮されるかどうか、今後の推移を見なければ評価できない。

４）精神医療審査会に関する見直し

精神医療審査会委員として「精神障害者の保健又は福祉に関し学識経験を有する者」が加わることになった。しかし、委員構成の変更だけでは本質的な問題は解決しない。行政機関からの完全な独立、迅速で実質的な審査ができる委員の増員と充分な予算措置がない限り、審査会の機能は現状と変わらない。

５）権利擁護制度整備の留保

医療保護入院に関わる手続きが簡易化されたにもかかわらず、入院直後の第三者による面接審査、患者権利擁護者の選任など新たな権利擁護制度の創設はなされなかった。国連原則や障害者権利条約に違反している。（伊藤）

2013年の精神保健福祉法改正をどう評価するか

2013年に精神保健福祉法が改正され、2014年4月から施行されています。

この改正の主要事項は、1）精神障害者の医療の提供を確保するための厚生労働大臣指針の策定、2）保護者制度の廃止、3）医療保護入院の見直し、4）精神医療審査会の委員構成の見直し、そして5）権利擁護制度整備の留保です。

このうち、2番目の保護者制度の廃止は評価できますが、1番目の大臣指針の策定と3番目の医療保護入院の見直しは改悪といえます。以下、順番に解説してみます。

1）厚生労働大臣による
精神障害者の医療の提供を確保するための指針の策定

2003年に医療観察法が制定された際、各方面から精神医療の貧しい実態を改善せぬまま社会治安のための法律を優先して制定することへの強い批判が起こった。それに対して法案提案者は「医療観察法の対象とならない精神障害者に関しても、……必要かつ適切な医療が行われるよう……、精神医療全般の水準の向上を図るものとする」と、いわゆる「車の両輪論」を持ち出して法案を強行採決させた。しかし、精神医療改革が一向に進まぬまま今日に至っている。そこで出された変化球が法41条である。すなわち医療法改正という直球勝負をあきらめて、精神保健福祉法の枠内で精神病床の機能分化、医療の効率化、地域医療の推進を図ろうというわけである。

しかし、これらを実際に推進するには、後述するように、精神医療を差別化している医療法の改正、特に精神病床の人員配置特例の見直し（医療法施行規則19条）、精神病室以外の病室への収容禁止規定（医療法施行規則10条）など、医療法上の壁を取り払わなければならない。精神保健福祉法の枠内でできることには限界があるのである。

近年、ようやく精神疾患が医療法上の医療計画に盛り込まれるなど、精神医療供給体制が一般医療と同じ土俵で論じられるようになってきた。しかし、今回の改正はその流れに逆行するものであり、精神障害の問題を精神保健福祉法のなかに閉じ込め、特殊な領域とすることを助長しかねない。

仮に精神保健福祉法のなかで精神医療についての指針を規定することを認めるとして、①行動制限を伴う医療については一般医療よりも職員配置を増やすこと、②医療の透明性を高めるための情報公開を義務づけることの2点を書き込むべきであった。

ストロベリーママ● 私が入院している時、看護師さんに「病院は安全だからね、安心だからね」って言われました。社会に出たら悩みごととか事件とか事故とかあったりして不安定だけど、病院の中は安心って。客観的にみれば、普通だったら取り残されてるみたいなそういう感じでとるんだけれども。そういうことで、病院の中でずっと長期入院されてる人も多いんじゃないかなと思うんです。

伊藤● 隔離拘束は確かに問題なんですけれど、そのことばかりが話題になっていて、いわゆる社会的入院が権利侵害だという視点が逆に薄れてしまうっていうか……。いま野中さんが言ったのは、隔離拘束など行動制限だけが問題じゃないということ。最近、診療報酬制度を変えて、長期に入院している重度の困難事例の診療報酬を上げるっていう話が出てきてるんです。つまり、いま急性期の治療を終わって三カ月過ぎたらぐっと入院費が安くなるから慢性期の患者さんを抱えてる病院は経営が困難なの。だから長期に入院している人を重度困難症例ということにして手厚い診療報酬をつけろって……。これもやっぱり権利侵害につながる危ない考え方ですね。

❖ 閉鎖病棟と隔離 ❖

ストロベリーママ● 隔離拘束は問題と言われましたけど、檻などは法律を変えなければもうとれないんでしょうか……

上田● イメージの問題ね。

山梨● イメージじゃなくて、初めから隔離政策してるじゃないですか。

藤田● 道を歩いていて外から病院の窓を見ると格子がしてあるよね、そのこと?

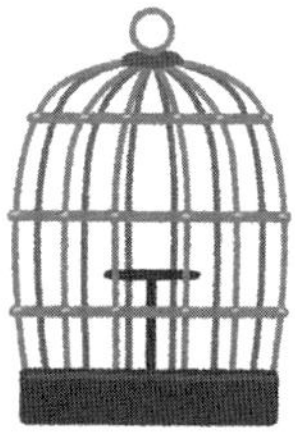

八尋●　閉鎖の病棟しか持たないところはこのごろ少なくなったけども、基本的に精神科病院の拘束性のことでしょ。

山梨●　そうそう。開かない窓もそうだし、拘束性のことです。

八尋●　それは……法律でとれないのかっていうこと？

ストロベリーママ●　ええ。

八尋●　いや、基本的に法律は、そうしろとは言ってないんですね。以前は医療法の規則で精神病は病室を別個にしろ、閉鎖的にやれって書いてあったんですけど、改正されて平成四年くらいからそのしばりをとっています。病室を分離しなさいっていうだけで、隔離された病室でしか精神科は診れないというのはやめたんです。全部開放病棟だけの病院も成立するんです。

山梨●　でも現実にはないですけど……

八尋●　劇的には変えなかったから、浸透していないんです。精神科は長く隔離病棟で治療関係を持ってきました。精神科の病棟は隔離の設備を持っていなくちゃいけない、医療としても法律としても。そう信じている方がいらっしゃるんです。

伊藤●　精神病院の隔離構造の問題と並んで見逃すことができないのは、医療法のなかに一般病棟には精神病患者は入れないっていうのが残っていることです。つまり精神病床と一般病床とを分けて記載していて、医療保護入院とか措置入院の強制入院はもちろん病気が軽症であっても原則的に一般病床には入れないことになっている。精神保健福祉法でも強制入院は精神病床だけにしか許されていない。つまり医療法も精神保健福祉法も精神疾患を特別な存在として扱っているので、差別法そのものです。

そのなかで隔離と拘束という行為が許されているので、問題は二重にあります。

山梨● ずっと調査をしていて思うのは、精神科病院の〝得意領域〟とでもいうような、プライバシーの侵害とか人権侵害とかがなんで起きてるかっていうと、大きな問題はやっぱり隔離ですね。これが無くならないかぎりは……

藤田● それは病院の中の隔離病棟じゃなくて精神科病院の全体として？

山梨● 全体として。調査の記述式のアンケートからわかるのは、保護室に入るのが隔離なんじゃなくて、入院したらもう隔離ってみんな捉えてる。だから聞く側が保護室を隔離として捉えていると、調査する時にそれを分けるのが大変になる。ちゃんと明確に「保護室等に入ること」とかしないと、隔離と拘束の実態は調べられないんですよ。

上田● ああそう……

野中● そうだと思うよ。だから精神科に入院するということはもう完全に隔離されることと同じと受け取られている。

山梨● 実態がそうですよ。

野中● 何十年前は開放病棟なんか持ってるのが進歩とされたんだけど、今時そんなことやってると、そんな軽症の人ばかり入院しているなら、さっさと退院させろよと言われます。ほんとに入院が必要な人はもう完全閉鎖ですよ。そうしないと本当に必要な入院治療ができないからね。

山梨● 閉鎖病棟の中にまた隔離室があるわけでしょ、保護室っていう。そこまで必要性があるのか。隔離でできる治療っていうのは限られてると思うんですよ。

野中● はっきりしてるのは職員配置の問題なんだよ。人手がないから物理的な構造に頼らざるを得ない。金があって人がいれば、そんな物理的な構造に頼りたくないわけです。

❖ 強制入院による外傷体験 ❖

八尋● 患者として、隔離・拘束という強制的な措置を受けた時のダメージがどんなものなのかをお話しいただけますか。

徳山● 僕の場合は、診察は五分、いきなりハイ入院。で、暴れたから看護師が取り押さえて静脈注射です。三分の一も入らないうちに意識がなくなって、朝起きたら閉鎖病棟でした。薬を飲まなかったら屈強な看護師に口をこじ開けられて飲まされた。食事も食べなかったら強引に喉に詰め込まれました。

伊藤● ちょっといい？　むりやり入院させられていろんなことがあったんだけれども、後でそれは、あの時はしょうがなかったかなって思うの？　それとももっと別のやり方があったはずなのにって思うの？

徳山● 僕の病院は七割が開放病棟で割と開放的だったので、病院に対してはそれほど恨みは持ちませんでした。ただはっきり言ってあの処遇に対して怒りは覚えました。口をこじ開けられて薬のまされて、食事を詰め込まれて……

山梨● 権利擁護の統計調査からいうと、まず強制入院の方のほうが隔離拘束を受ける確率が非常に高いんですね（図10）。それから、特に拘束を受けた本人はあきらめがすごく強い。

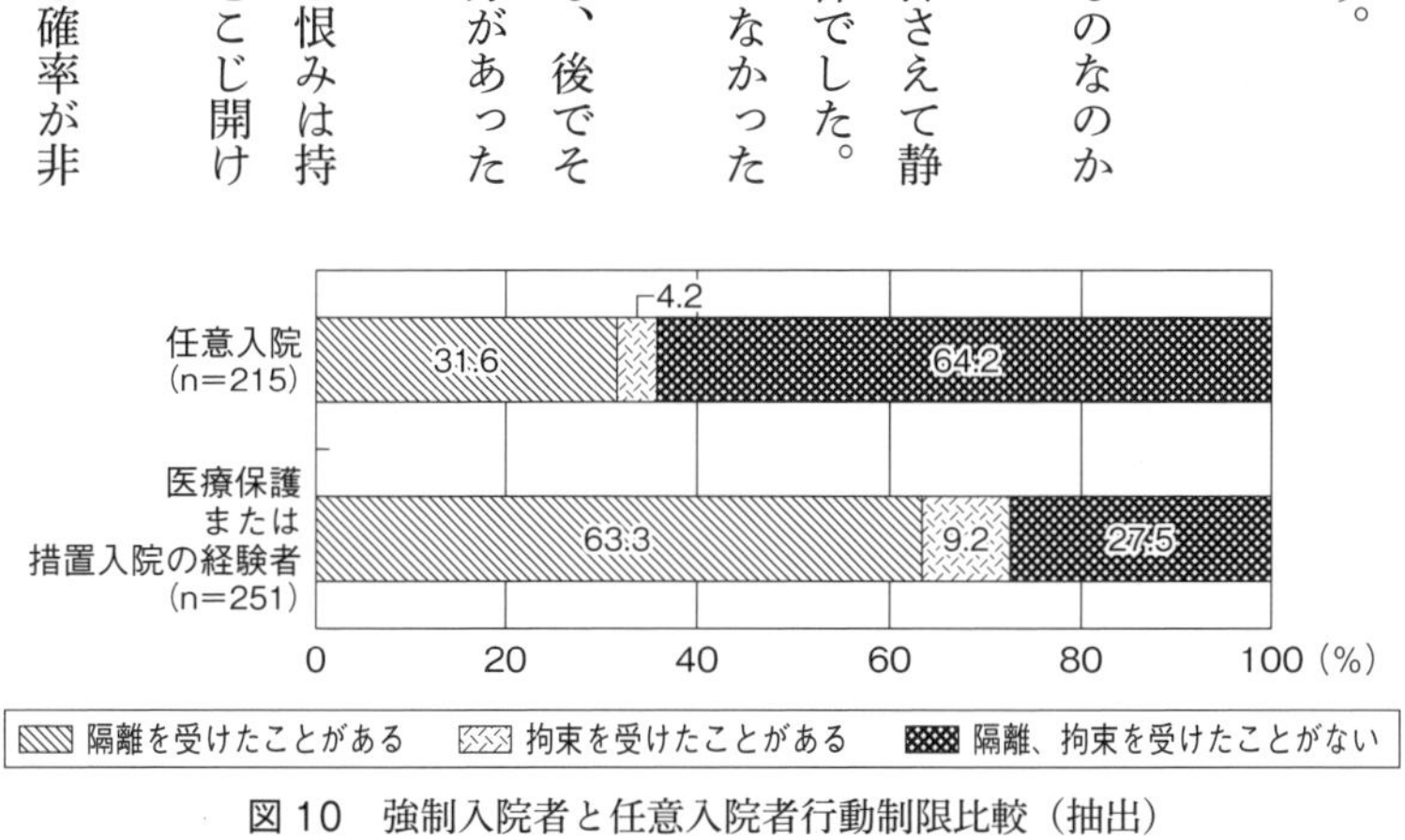

図10　強制入院者と任意入院者行動制限比較（抽出）
（2013 ゼンセイネット全国調査より）

保護室みたいな隔離のほうがまだ怒りが残るんですけど、縛られるっていうのは絶対的に力を奪われるから、これは強烈ですよね。本当に思ったより——四割近い人が、拘束されたりしても、仕方がないってあきらめちゃうんです（図11）。でも当たり前ですよね。頭にきてたってしょうがないからあきらめるしかない。法律の枠の中に入れられちゃったら何にも言えないんです。だから治療になるかならないかは別ですよね。僕も親に連れて行かれて、医療保護入院で入院させられたっていうのがほとんどなんですが、注射で気絶させられて、気がついたら保護室っていうことが二回くらいありました。自分には行く道理がないから治療する気もないし、自分から入院したわけじゃないから暴れるし。挙げ句の果てに縛られて。強制的にやられるっていうのは、やっぱりずっと残るんじゃないんですか。納得して入院してるわけじゃなかったから、作業療法みたいなところで作業していた時に歯車に指突っ込んで、落とした指を拾って、縫ってもらって、それで強制退院ということもありました。

八尋● それはわざとしたの？　退院するために？

山梨● そう、わざと。退院したいから。だって自分に入院している理由がないんですから、ぜんぜん。もともと暴れたわけでもなんでもないの僕の場合。それで入院させられたから。

伊藤● それで強制退院っていうのもよくわからん話だね。

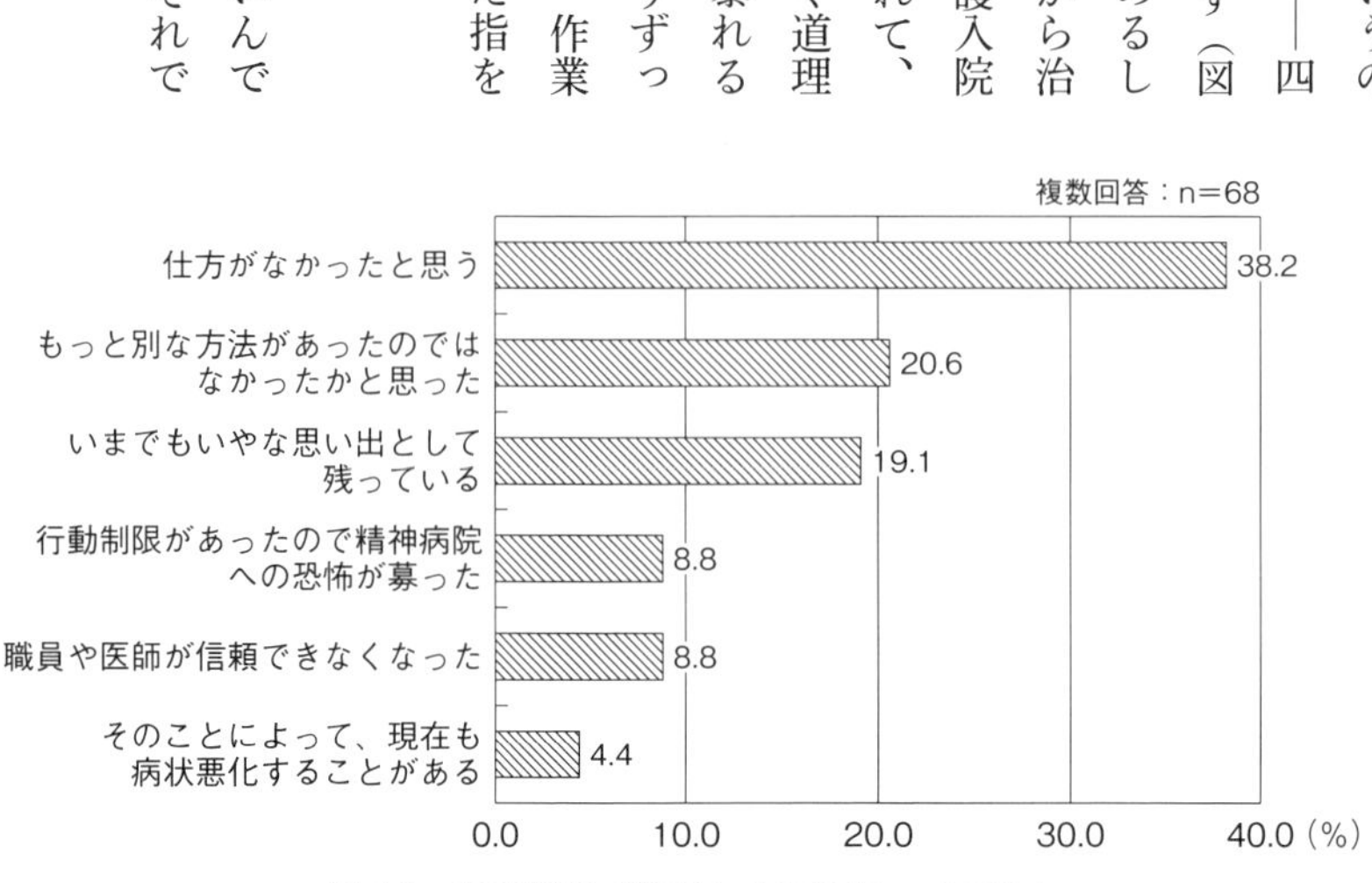

図 11　行動制限「拘束」を振り返っての考え
（2013 ゼンセイネット全国調査より）

山梨● おかしな話でしょ？　普通なら自殺願望があって危ないわけだから治療しなくちゃいけないわけじゃないですか。それで、親から入れられた時にはやっぱりかなり恨みに思いましたね。仕事を始めてから入院した時もいろんな目に遭うんですけど、その時は自分も病気が出て入ったから、ある程度しょうがないと思うんです。でもどっちにしても自由を拘束されるわけだから、それは同意しようがなかろうが、恨みに残らないかっていったら別ですね。統計の話に戻れば、数字は覚えてないんですけど、拘束隔離された方たちは、それが原因で再発してるんですよね。だから治療のためにしたのかもしれないけど、やっぱり強制的なものは、次にまた結びつく。僕もまた親のことで結びついて入院してる。続きますね。だから自分がよかれと思って納得して了承してっていうのとはやっぱり大きな差が出ると思います。

八尋● 今の「強制退院」っていうのを確認したいんですけど、そこの病院で診られないから転院してっていうことなんですか？　それとももう「出てって」っていう？

山梨● 出てって……(笑)。治療する意思がないって言われるんです。あなたは病気を治療する意思がなくて、指を自分で落としたと。だから強制退院。精神科なんですよ、指をつけるところに入院してたわけじゃないんですけどね。

八尋● そのほかに強制的な措置が再発の原因になるとアンケートで出ているのですか。

山梨● はい。僕らの統計では。

八尋● 具体的にはどういう因果になるんですか？再発と。

山梨● 縛られた経験によってですか？　縛られるっていうのは、すごく、絶対的に嫌な経験。僕はベッド抑制でしたけど、縛られるとおしっこもできないですよ。片手で溲瓶《しびん》に入れるわけですね、それが何日も続くんです。時には導尿もされるんですけど、終わったとしても、これはすごく嫌な経験、人間として。それを、例えば普通に用を足していてそのことを思い出すと、すごくいたたまれなくなるんです。落ち込んでいくんです、どんどんどんどん。結局入院ですよ、また。

❖外傷体験の修復は可能か❖

八尋● 医師としては、強制的な措置をベースとした治療関係から、目標にしている治療関係につなぐための段取りというか道筋はいかがでしょう。

野中● いちばん簡単なのは、強制入院の必要性を判断する者と治療する者とを分けることです。鬼と仏を分けないと無理ですよ。患者だって強制的にやられた人間を信用できるわけがないんだから、さっさと分けちゃえばいいんですよ。

伊藤● 現実にはそううまく分けられませんが、診断者と治療者を分離することで患者も医者も救われることがありますね。いずれにせよ、いかに心的外傷を与えない強制にするかっていう工夫をまず第一にすべきですよね。強制入院ですから外傷体験を与えてしまうのは当然なんですけれども、それでも、その後の手当をしっかりすれば修復可能だっていう前提でしなければならないと思うんです。だからその修復可能な状況を病院のなかにつくっておく、例えば医者は悪者で鬼みたいでも、入ったらほかのスタッフがフォローできるシステムにすることによって、外傷体験を少し浅くすることになるわけでしょ。そういうところをどこまで配慮できるかがカギになると思います。

上田● チームの中で善玉と悪玉を分けながらやっていくというのは〝手〟ではありますよね。でも現実には問題がいっぱい出てくるので、僕は逆に、例えば隔離した時にも、自分だけが悪者にならないように、家族にもちゃんとこうしてるんだよってことを見せてやって……僕は割と自分の身を守るためにやってるところもありますね（笑）、いや、ほんとに。一人で密室でやっていると、なんて言われるかわからないわけです。しかし隔離されている患者さんは当然悪く言うわけなので、家族は第三者じゃないかもしれないけど、第三者を誰か置いておいて、こんな状況でこんなことを私はしておりますよ、っていうことをできるだけオープンにしておくと、だいぶそれも防げるのかなというのは僕のやり方としてはあるかもしれないですね。

伊藤● それはもう一つ大事なことだと思います。内科や外科などでも拘束はあるわけですよ、ところが精神科の拘束とはやっぱり違うんですよね。例えば手術後にせん妄を起こして点滴を抜いちゃうのでちょっと拘束する、それはオープンっていうか、家族もそばにいて同室の患者さんもいて、一時的にはやむを得ないという了解があっての拘束ですよね。ところが精神科は密室の中での拘束ですから何が行われているかわからない。当然後ろめたい気持ちになるから、上田先生が責任回避もあって家族にも見せることになる（笑）。でも家族はそんなところに立ち会いたくないんですよ。本当に悲しくて悔しそうな家族の顔をみるとそばにいる主治医もつらくなります。隔離まではなんとか許されても、拘束は本来決してあってはならないのです。ヨーロッパでは禁止されていますね。しかし、現実には行わざるを得ないので、誰の目にも納得できる状況で行われ、過剰な行動制限がなされないような相互監視のシステムが必要なのです。特に精神病院の情報公開が進まないなかでの拘束ですので、非常に問題です。本来精神保健福祉法のなかで拘束はどんな場合もしてはいけないと書き込まれなければならないはずですね。

徳山● 一般の病棟に面会に行くと、ちゃんとした理由があって面会させない場合はあるんですけれど、精神病院に面会に行くと、はっきり親・親族しか会わせないとか言われたり、すでに何回か会っているのに急に病院側から断られたり拒絶されたりします。面会の自由ってうたわれているけど、ある意味規制されてます。

八尋● ユーザー側から言って、なるほどあの時強制的に治療関係が始まったから治療関係が結べたんだっていうことが言えるのか、それとも早晩、自分はちゃんと自分で考えて自分の判断で治療を求めただろうかとか、そのへんのところはどうです？

徳山● それはわからないとしか言えないですね。医師を派遣してもらった僕の姪は、今も統合失調症の薬を本人が自主的に飲んでるし、ちゃんと治療してますけど。

八尋● なるほど。積極的で適切なアプローチがあれば――要するに治療機会が手にとりやすい形で積極的に提供されれば、強制的な措置がなくてもありうるっていうことですね。

ストロベリーママ● 自分の体験から言うと、私は幻聴とかでもうわけがわからなくなって暴れて、むりやり連れて行かれて入院させられました。でも入院しててもわからないわけです、幻聴とかで混乱してるから。強制で入院して、自分が病気だって気づいた時に、入院してよかったたって思いました。たまたま退院したけど、治療での拘束とかそういうのはわからないんです。

伊藤● これまで実際に拘束とか隔離をされたことはないのですね？

ストロベリーママ● 病棟はカギをかけられてたけど、三カ月普通に入院してました。その三カ月のなかで、嫌なことはあったかもしれないけど、みなさんのように自殺とかそういうひどい体験はあんまりなかったです。でも私は病院より家庭のほうがひどかったのでそんなに……

八尋● 幻聴が出て興奮するじゃないですか、その頃に訪問で医療の機会が提供されたらどうです、自分で手にとったと思います？

ストロベリーママ● いやとってない……とるかとらないかもわからないくらいだった……。全部わかんないっていうか……

伊藤● そうだね、家庭のほうが大変だったって言ってるから入院したほうがよかったのかもね。

ストロベリーママ● そうそう（笑）。

徳山● 入院したら安心するっていう人いますよ、家のほうがきついって。

山梨● 統計の記述式のアンケートのなかには、病状がいっぱい出てました、そのなかで入院させてもらってありがとうございますっていう肯定的なのも実際あるんだけど、それは十パーセントくらいで、ほとんどは否定的ですね。

徳山● 一つ言い忘れたんですけど、僕は体がでかくて暴れてたんで、薬で動けなくされた。ぜんぜん力も出ないし何もかも脱力感があって。過鎮静の嫌な経験はお医者さんにはわからない……。ものすごく嫌な……からだが動かないんですよ、バーベルを三十キロくらい担いだみたいな感じになって。それはものすごく嫌な思い出として残っています。治療としてじゃなくて、鎮静させるために大量の薬をやられたことに対しては、怒りを覚えます。

山梨● 似たような体験があって、昔、看護師に風呂の中へ何回も頭を突っ込まれて溺れそうになって、それ以来風呂が嫌いになってね。滅多に入らなくて……今日は、昨日入ってきたから大丈夫ですけど(笑)。やっぱり実際に怖いっていう思いがあるんですよ。その時の風呂のにおいを覚えてるんです。それに近いにおいがすると、風呂場の中に入りたくない。むりやり入れれば入れるけど気持ちよくないんです、なんにも。

徳山● 水さえもくれなかったですからね。あの経験は忘れられませんね。喉が渇いて[44]……。トイレが一日三回か五回かしか流れないんですね、それで、おやつに牛乳買ってそのパック持って来て、うんちした後に流れる水をサッとすくって飲んだ経験がありますよ。

山梨● 僕も、看護師をいくら呼んでも来なくてトイレの水を飲んでましたね。保護室で蹴り込まれたこともあったし、相当いやな経験はしていますね。だから檻の中から出てきた時に、「自分は悪いことをしてきたんだな」と思ったですね。精神病っていうのは悪いことなんだって、その中で。ずっと頭の中に残りましたよね。

徳山● 自分の体験じゃないけど、精神衛生法時代に男の看護師とかに殴られたり虐待される姿を見てるんです。今でもいやあな思い出として残ってます。

山梨● 動けない、言うこときかない老人をおもちゃみたいにして、局部をマジックで真っ黒に塗ってみたりそういうのも見ましたね。

徳山● もう一つ、よく自殺予防のための入院とかいうけど、精神病院の中での自殺者を結構な数知ってます。昨日まで笑ってた人が隣の総合病院の屋上から飛び降りて亡くなったり、テレビに頭を突っ込ん

44 抗精神病薬の副作用の一つ（注4参照）。

で……。いちばん多かったのは飛び降りですけどね。

伊藤● 僕らが予測してたよりも、やっぱり外傷体験は大きいっていうことですね。それは改めて今の話でわかったけれども。だから修復するとかかっこいいこと言っても実際にはなかなか難しいのかな……

山梨● 医療の場で起きてるから、そこでは無理だと思います。医療以外でしないと。

八尋● 藤田さんどうですか？

藤田● 僕は拘束とかはないけど、意識がない状態で病院に運ばれて気がついたら横になっていてからだ動かなかったから、考えてみれば状態は一緒かなと思ったりします。そういうなかで、何もできない状態でいるっていうのが苦痛だし、いろんなことが頭をよぎって整理がつかなくなってくるんですね。それに対して時間がすごくかかる。そういった点では病院ではまったくサポートがなくて、たまに看護師がパンツの取り替えとか、水分補給とか食事の世話に来る以外は一人で一日中過ごす……。自分で、病院内で知り合いをつくろうと思っても動けないからどこも移動できなくて、人との関わりっていうのは看護師とドクターと看護師長くらいしかなくて、それがやっぱり……。人間がひとりぼっちになる苦痛っていうのかな。いま考えればほんとにあの時に、周りにそういう支援する人とかスタッフかピアがいれば、早くなんとか家族関係とかいろんな修復っていうか、社会参加ができたかな、とはつくづく思っています。

❖ 病院不信と病院スタッフ ❖

上田● 強制的な入院の話を聞いていて思ったのは、やっぱりみなさん方の体験からすると、治療動機がまずつかめないということ、それと不信ということ、この二つがかなり大きい。そうなると、それをどうやってカバーしていくか……強制入院がある以上は――僕自身がしてる以上は。できないかもしれないけどできるだけカバーするっていうことになるわけで、そうすると、やっぱり話を聞かなければ、時間をかけなければしょうがない。その時間のかけ方にもいろいろあって、僕が思うのはね、一回だけ言えばそれで済むってものじゃなくて、何回か繰り返す。例えば入院した時はダメだったら、二、三週間してもう一遍おんなじことをやる、退院の前にもう一遍やる、という繰り返しをやる。これは人間の記憶の問題。もう一つは、患者さんとの相性の問題もあるから、僕がいくら言ってもダメな時は人を替える。ケースワーカー、臨床心理士、看護師から言わせる。それから三番目は、理解できるかどうかっていう問題は、自分と相手との間で共通理解をどう形成するかなので、例えば知的障害のある人に徳山さんに対するのと同じような喋り方をしても理解できないわけだから、言葉を換えて言うとか文字や絵にして出すとか五つ言うところを三つに絞るとか、そういう工夫をできる限りやる。あとはもうできないところはすいません、っていう以外にしょうがない。簡単に言うとね。

徳山● おんなじことをT教授が言ってました。医療審査会の説明を受けたかっていう調査をしたら、三分の二が受けてないって答えたんです（図12）。T教授にその話をしたら、説明してるんだけど覚えてないんだろうって。でも何回でも記憶に残るまで説明するべきだって。錯乱状態の時に言ったって絶対覚えてない、でもする義務があるって言われ

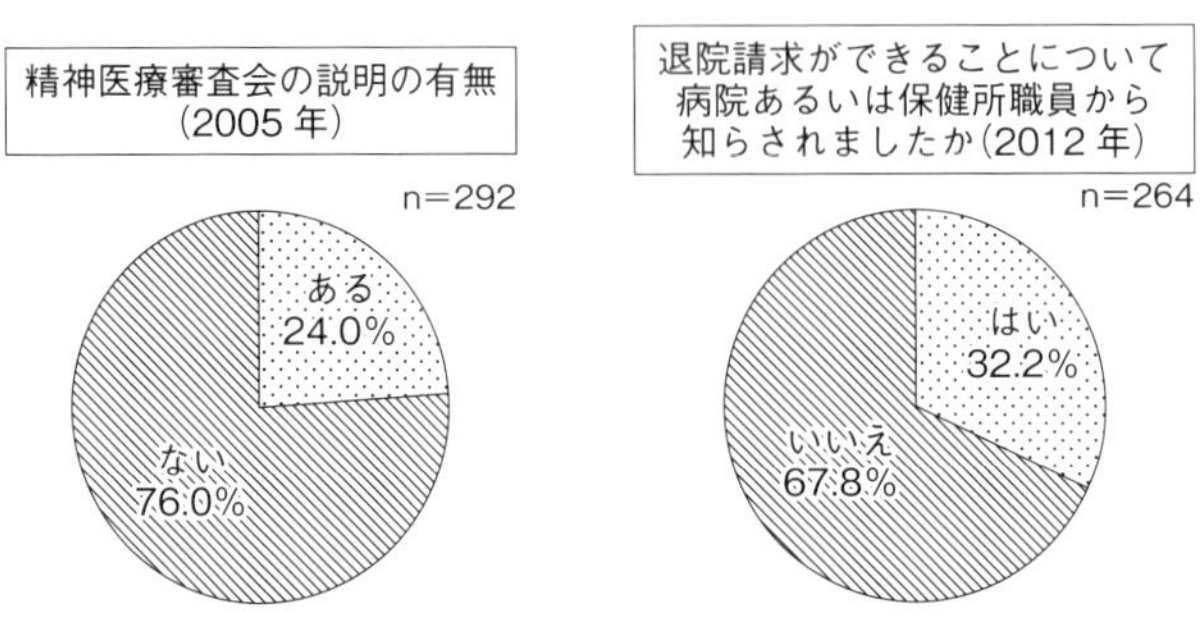

図12　精神医療審査会（退院請求ができること）の説明を受けたか
（2005，2012 ゼンセイネット調査より）

ました。

上田● そう言われてしまうと困っちゃうけどな。僕は三回くらいはしますけれど。

野中● そういうような場合に、それを押し通すと結局なにが起こるかっていうと、また書類が増えるんです。

上田● そうそう。

野中● 説明したっていうサインをするけど結局なんにも伝わっていない。でも書くべき書類だけが増えて、精神科医はまた忙しくなる、説明する暇もなくなっちゃう（笑）。だからそれを、医師の仕事でなく、強制入院の妥当性の問題は法律の分野に任せて、医師は臨床に徹して治すこと、それがこっちの仕事。患者さんは困って来てるのに、当たり前じゃない。高い車を売る営業マンみたいな話で、しっかり説明して、断られてもまた売り込んで、何度も何度も説明して、信頼関係をつくっていく。神様にはなれない。普通の営業マンになること。今のお医者さんのトレーニングのなかに普通の営業マンになる口のきき方とか関係の結び方を教える人が誰もいないんだよ。本来は精神科医が教えるべきなんだけど、お医者さんて普通の人の関係性を知らないわけ。

山梨● そうなんですよ。言っちゃ悪いけど。

野中● 医者の世界であれ、医療サービス福祉の世界であれ、知識だけじゃなくてそういう人との関係、お客さんと関係を結んで、説明をして、話を聞いて、ニーズを捉えて、治療計画を立てて、それをお勧めしていくっていうね、当たり前の一連の作業ができないと、国家資格が受けられないようにしないといけない。

伊藤● 病院不信っていうのは病院へ行ってつくられるものなんですよね。だから、精神病の患者さんだから病院不信が多いっていうことは言えない。一般の科でもある程度あるでしょ。だけどもし精神病の患者さんに病院不信とか受診拒否が多いとすれば、それは、精神障害特有な問題じゃなくて、病院のほうの、サービス提供側の問題と捉えるべきですね。

山梨● 精神科医はちょっと特有の人間であるから、一般常識が通用しないような手法を使ったり、考え方でやるから不信を持つ、それが本質じゃないですか？　知ってるお医者さんで、僕はちょっと世間離れしてるからねってはっきりおっしゃる方がいますよ。そのほうが、ちょっと違うんだからと思って関係を結びやすいですよ。でもそれに気がついてないお医者さんのほうが危なくてしょうがない。

伊藤● なるほどね。僕が出したのは要するに、不信とか、関係を結ぶ上で精神科の難しさといわれている特徴は必ずしも精神病特有のものじゃなくて、医療の提供の仕方によって規定されていることだっていう前提がないと、解決の道が開けないっていうことを押さえておきたかったわけです。

山梨● たまたま厚生労働省の委員会なんかで経験したなかで、看護協会さんとかいろんな協会さんが話す話は、「ああ、そうだな、こうかな」と思うんですが、精神科病院協会さんの話は「えーっ!?そんな話まかり通るの？」みたいな、要するに1＋1＝5みたいな話をごく当たり前のようにするんですよね。だからとってもなんか……こういう言葉が良いか悪いかわからないけど職業病みたいな中でできてるっていうか、おおもとからそれがすべてにあるのかなっていう気がします。

伊藤● 例えば総合病院の場合は、スタッフが内科とか外科とかいろんな科を回ってきているから極端なことは起こらないんだけれども、長い間、精神病院でしか働いていないと特別な世界の特別なスタッフとなって、どうしても見方が一面的になっちゃって常識とズレができるんじゃないんですかね。

徳山● それと病院の中で、誰が権利侵害してるかっていうと圧倒的に看護師なんですよ（図13）。精神科の看護師は、はっきり言って命令口調がものすごく多いです。

伊藤● おそらく長い間入院している人を相手にして……患者さんを個々の独立した尊厳を持つ人格として見なくなってしまう。見識っていうか、人とのつきあいで当たり前のことを、精神病院の中で職員も、よほど意識の高い人でない限り失ってしまうのね。

徳山● 整形外科に入院した時は看護師に悪い気持ちはぜんぜん持たなかったけど、精神科の看護師はある種独特のいやな感じがあります。僕ははっきり言って偏見を持ってますね。

伊藤● 最近読んだ当事者の体験談の本『当事者が語る精神障害とのつきあい方』（明石書店）」にも、精神科に最初にかかった患者さんが合併症で他科に入院したおかげで看護師さんへの認識が変わって、不信っていうか偏見がとれたという人が複数いましたから、やっぱり精神科の構造というか、長期入院の患者を収容するという構造は職員にとってもよくないですね。

野中● 長期入院の被害者は誰かってことですよ。患者もそうなんだけど、職員も被

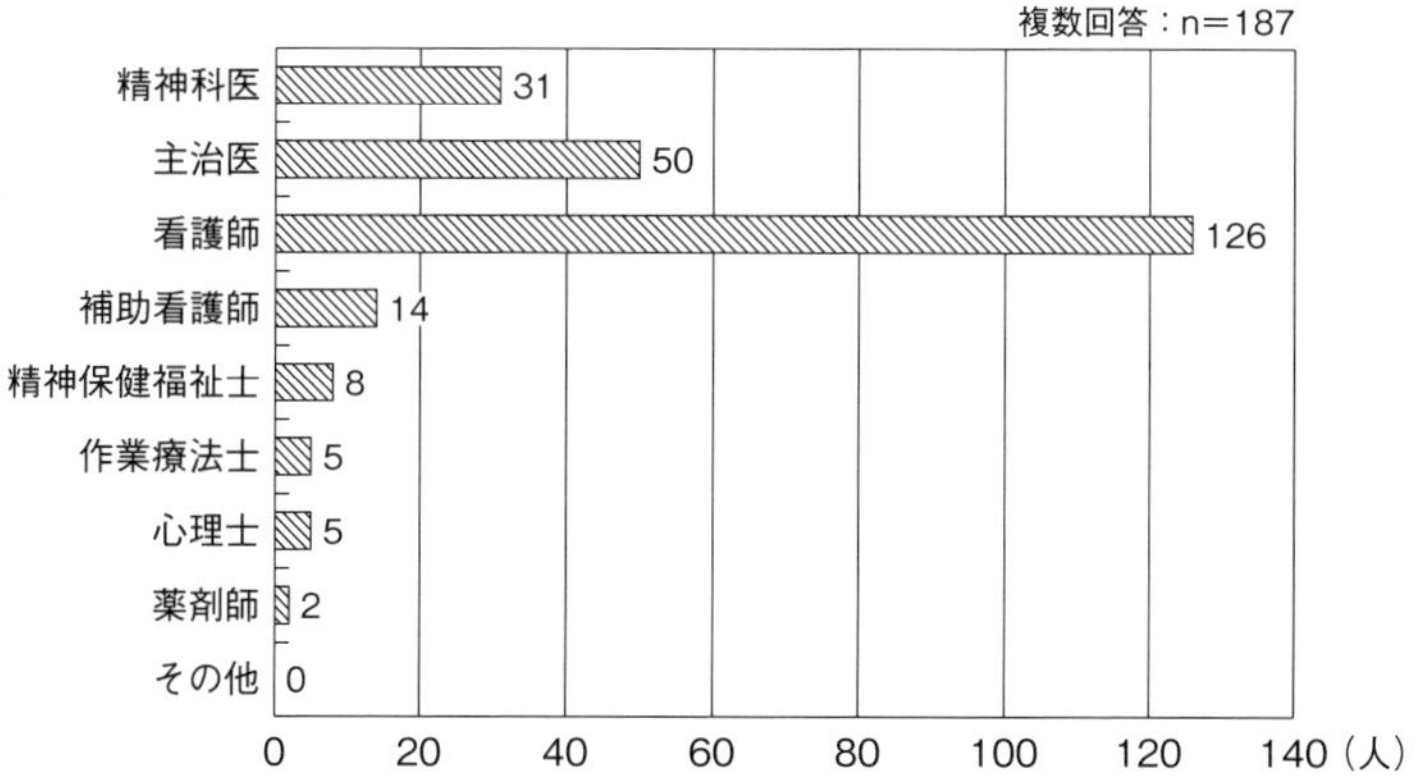

図13　入院中に人権侵害にあたる治療行為を与えた人
（2012 ゼンセイネット権利擁護全国調査より）

害者なんですよ。

伊藤●そう。精神科病院スタッフもね、ホスピタリズム[45]に陥っている。ちょっと話がずれたかもしれませんけど大事なこと。

精神科医療は改善されているか

伊藤●さきほど聞いたようにあなた方の時代の入院体験っていうのは非常に厳しかったと思うんですが、最近入院して退院した若い人たちが、同じように病院への否定的な考えを持っているのかそこを知りたいですね。全体として、外傷体験に結びつくような強制的な治療が減ってるという印象はあるの？それともまったく変わっていないの？

徳山●昔みたいに直接的に殴ったりはしないけど、変えた形での暴力をしている病院はいっぱいあります。

山梨●統計上、物理的暴力とかいろんな選択式の回答があるなかで、精神的な暴力がいちばん多いです（図2参照）。

上田●精神的な暴力っていうのは具体的にはどんなの？

伊藤●言葉遣いとか、プライバシーの問題とか、そういうことでしょう。

ストロベリーママ●無視もあったと思います。

山梨●「プライバシーの侵害はありましたか」という調査（図14）で、これを男女別とか年齢別で分けてやると、当たり前の話なんだけど「ベッドサイドのカーテンがなかったこと」っていうのは男性でも

45 児童施設や病院などの長期に及ぶ集団的収容生活により、情緒的身体的な発達の遅れや無気力、依存性など心身に影響を受けること。施設症ともいわれる。

女性でも同じように入っているんですね。羞恥心ということでいえばトイレを安心して使えなかったっていうのは女性の若い人に多かったですね。お風呂での羞恥心については意外と年配者でも若い人と同じような傾向があった。じゃあ若い人はっていうと、二十代と三十代とを分けて抽出してみたけど、若い人もおんなじように受けてます、間違いなく。それから虐待みたいなのも、「入院経験の中で受けた人権侵害で辛かったこと」という調査で（図15）、精神保健福祉法の前後の入院でクロス集計してみたら、法律が変わったから状況も変わったのかっていうと、パーセンテージは違うけどやっぱりあるんです。今の法律のなかでは本来はあってはならない人権侵害がやっぱりあるっていうことは事実ですね。

徳山●　アンケートを読んでると、女性の場合、保護室で男性の看護師から丸見えでトイレに行かなきゃならないとか、風呂場で男性職員に見られるとか、とくにセクシャル的なところのトラウマはものすごくありましたね。男性よりも強いですね。

藤田●　年代関係なかったね。

伊藤●　それは我々の立場からは非常に重要なとこでね。医療が良くなってるっていうふうに思いたいわけだよこちらは、少しはね。でも本質は変わらないと……

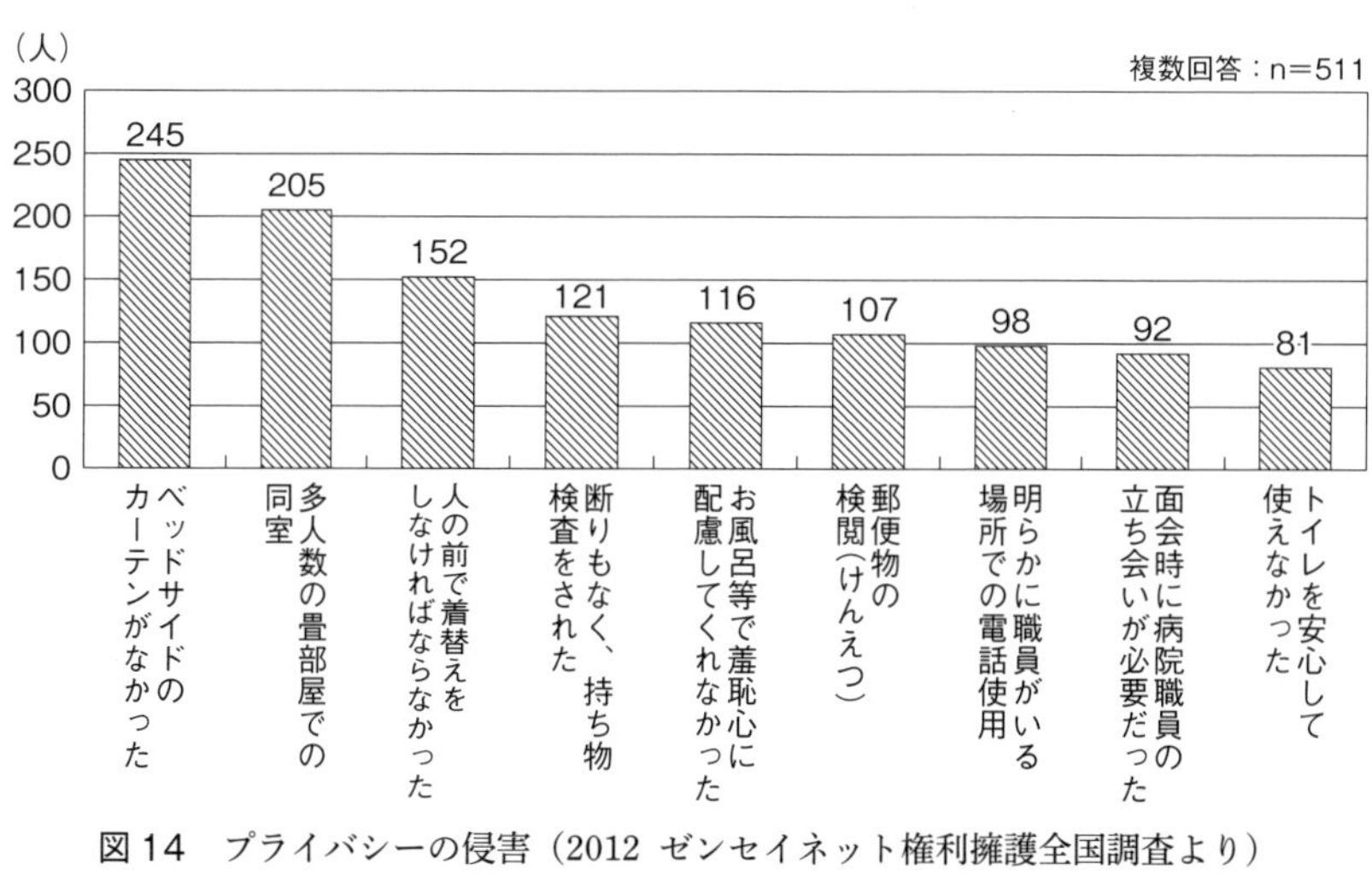

図14　プライバシーの侵害（2012 ゼンセイネット権利擁護全国調査より）

山梨● 若い人ということで言うと、二十代の方をいろんな傾向からみると、病院への過剰な期待が多いんですよ。

伊藤● 病院への要求水準が高くなっているんでしょう、いい意味でね。今は一般にセクハラとかいろんな言葉があるように権利意識が高まってるから、逆に病院のレベルが時代に沿って上がってきてないって考えるべきなんでしょうね、過去のような極端なものが減ったとしても。だからあなた方の時代の体験とはレベルの違う外傷体験があるんでしょうね。

◈最悪のものは最低限に◈

山梨● 例えば、僕らが病院を見学させてくださいっていうと、回らせてくれるコースにはちゃんとカーテンついてるんです。でも昔からの閉鎖病棟なんかへ行くとぜんぜんついてない。それで聞いてみると、カーテン配られたとかね。

伊藤● 私は精神病院実地審査[46]の一員として病院を回ってますけど、ベッドサイドのカーテンは最近ようやくついてきましたけれど、まだない病院もありますね。どうしてつけないかっていうと、レールにひも引っ掛けて自殺するんじゃないかとかね。だ

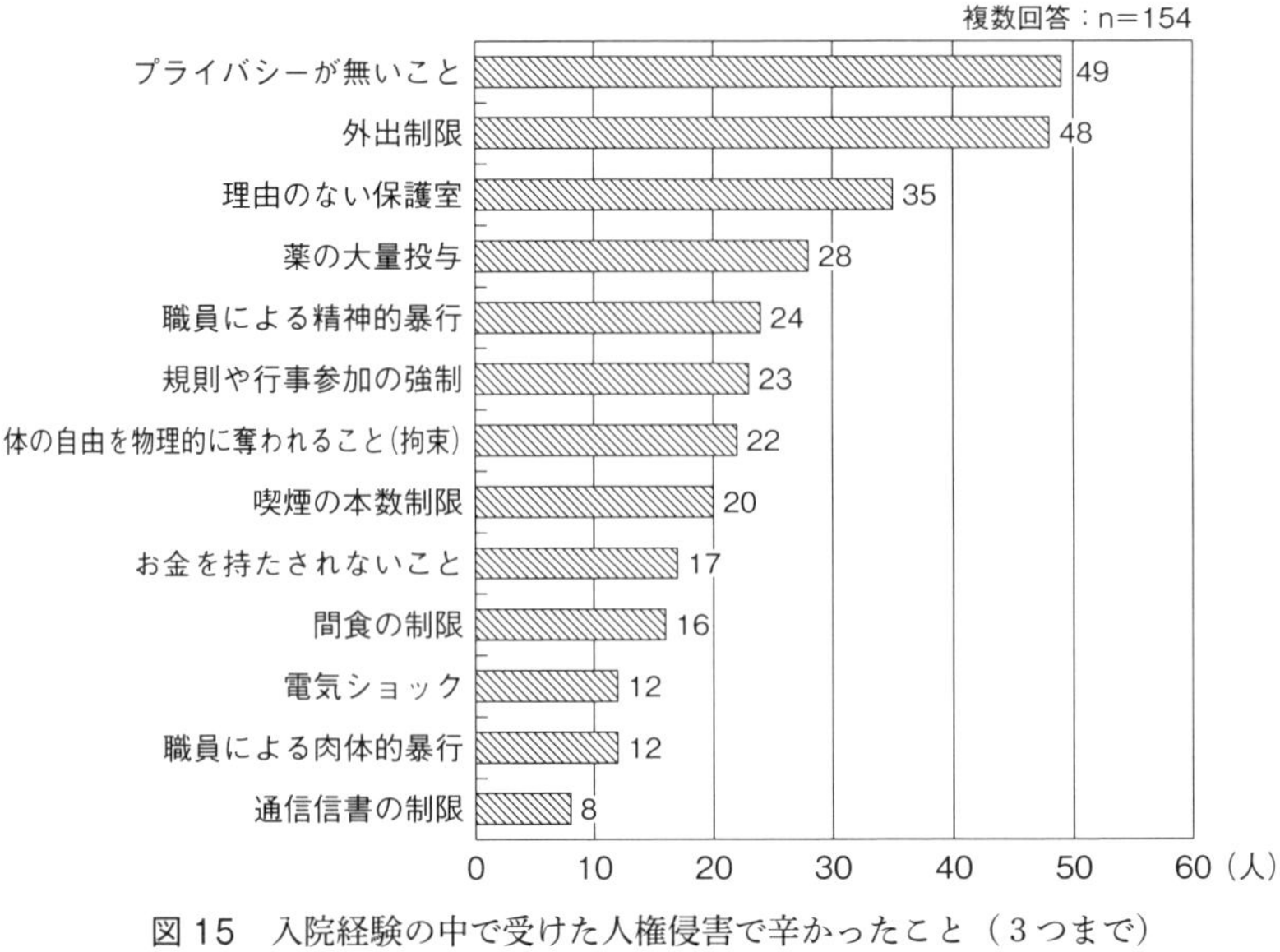

図15　入院経験の中で受けた人権侵害で辛かったこと（3つまで）
（2012 ゼンセイネット権利擁護全国調査より）

けどそんなの工夫でどうにでもなることで、カーテンレールを弱くすればいいだけの話。

上田● そうそうそう。

伊藤● カーテンについては、精神病院実地指導で看護師さんなどから「先生のほうではっきり指摘してください」って逆に頼まれることがあるんですけど、意外と無頓着なのがトイレです。個室トイレのドアがついていない病院もまだまれにありますが、そこまでいかないまでもトイレの入り口にあたる前室のドアを外してしまって男子の小便姿が丸見えのところが結構あります。女性看護師も男性が小便しているそばを平気で通るんです。看護師こそ感情鈍麻に陥っているのでないかと言いたくなりますね。さすがに改善するように指摘しますが、トイレが監視の外になることを恐れるのですね。

徳山● 僕が入院した時はそうでした。保護室ではうんちするところも全部丸見えでした。閉鎖病棟でもトイレにカギはありませんでした。

ストロベリーママ● 病院は、トイレでもお風呂でも事故が起こってはいけないということで考えているんでしょうけど、やっぱり患者は羞恥心というのがあるんです。こちらからもそういう問題を出していってだんだん改善していかないといけないかなと思います。

山梨● 病院の調査を患者会がすると、拒絶する病院は結構多いですね。行って、何病棟あって閉鎖が何室あって、電気ショックしてますかとかいうような質問をするんです。別にたいした質問じゃないんですが、それでもオープンにしないっていう病院がいまだにあるのは不思議な感じですよね。

伊藤● 精神科病院を訪れていて難しいなと思うことの一つは病室のネームプレートです。最近は、あれを外している病院と外してない病院があるんですよ。どちらがよいのか判断は難しい。

46　精神保健及び精神障害者福祉に関する法律第三八条の六、第三八条の七に基づいて、都道府県や政令都市の保健所職員（時には国）が定期的に精神科病院に書類を提出させたり、直接病院を訪れたりして、法律や規則などが遵守され、入院患者の人権に配慮した適正な精神医療が提供されているかどうか毎年チェックする仕組み。病院への立ち入り検査に際しては精神保健指定医が同行して措置入院や医療保護入院など行動制限を受けている患者の診察も行う。法令に違反している場合は、その病院に対し指導や改善命令あるいは患者の退院命令を出すことになる。

すぐにできる入院環境改善のポイント

要は、患者さんのプライバシーを尊重し、かつ入院されている患者さんの安全を確保し、事故（自殺や患者さん自身の怪我や他患者とのトラブルなど）をいかに防ぐかに尽きますが、これらは背反する宿命を持っています。事故を少なくするには監視を容易とするほうが有利ですが、プライバシーの観点からは問題となりますし、患者さんにとっても嫌なことになるかと思われます。カーテン、トイレのドア、ネームプレート等々しかり。最近は、病棟内の映像モニター、携帯電話の使用の問題も大きくなっていると思われます。

入院環境は年々良くなってきていると思われますが、精神科病棟には閉鎖・拘束・隔離といった特殊な環境があり、これらが見えにくいからこそ問題となったり不安の対象となったりすると思われます。まだまだ家族が隔離室や拘束を受けている状況を見たりすることができない病院が少なくないのではないでしょうか。今でも隔離室や閉鎖病棟でさえ精神状態が悪いのでという理由で、面会できなかったりする病院もあるかもしれません。これらの状況をオープンにするだけで、患者さんや家族の不安を解消することができます。必要性があって隔離や拘束をしているのですから、理由を説明してその状況を家族に見せてあげることが、重要かつすぐにできる環境改善のポイントではないかと考えています。

我々は患者さんや家族の要望にできるだけ応えたいと考えていますが、患者さんすべてのニーズに応えることはまた困難なことです。入院生活が基本的には集団生活となるのですから、これは当然といえば当然でしょう。病棟スタッフの悩みのひとつでもあります。近年は、精神科病棟においても個室が増えているのもそういった背景があるのかもしれません。

入院環境としては、安全とともに清潔であることも大事なことです。今後、精神科病院に入院する患者さんに老人が増えていくことは間違いない（現時点でも高齢化している）ことであり、老人病棟における臭気対策が大事になると考えています。失禁や失便は必ず起きることですが、仕方ないと済ませずに是非病院で努力して臭気対策を考えてほしいと願っています。
（上田）

山梨● このまえ見に行った病院は外してありました。あと、保護室の様子を隠しカメラでスタッフルームから常時監視しているところがあるんですよ。

伊藤● そう、隠しカメラでプライバシーをさんざん侵害していて、一方で個人情報保護でネームプレートを外すっていう……笑ってしまうね。それから携帯電話を病棟で許可するかどうか、これが悩みの種。できたら全員に持ってもらいたいね。

山梨● 統計の中の記述アンケートでは少ないです、まだ携帯は。

伊藤● 最近は許可している病院も結構あるんです。ただ携帯のカメラで顔写真を撮ってあちこちにメールで送られるっていうのがいちばん心配なんですよ。児童病棟なんてあぶなくて持たせられないね。

徳山● あっと言う間にインターネットにアップロードされる。

山梨● 記者が変装して入ってきたら全部やられますよね。

伊藤● そういう悪意の人がいればね。そこのバランスをどう考えるか。でもやっぱり外部との自由な通信っていうのは非常に重要。今あまりにもないですからね。病院側がカメラのつかない携帯電話を自由に貸し出すとか、それはあり得ると思うんですよ。

徳山● プリペイド携帯とかね。

伊藤● いちおう公衆電話はありますけどあれは使いにくいですね。

徳山● だって、公衆電話なんてナースセンターの真ん前に置いてあるじゃないですか（笑）。ナースが聞こうと思えばみんな聞けるじゃないですか。

山梨● あとはテレフォンカードを管理されるとかね、名前書いて。それは多いですね。

伊藤● 名前書いて管理されるってどういう意味ですか？

山梨● テレフォンカード買ったら自分の名前を書いてナースステーションに預けて、使う時だけ出してもらえるとか。それで、何かあると止められてしまうんです。基本的に現金持たせませんからね。

伊藤● 現金っていうのはどれくらい自由に持っているんですか？　そういう調査はあります？

山梨● 現金を持たせられないっていう苦情しか出ていないです。調査してみます。

伊藤● いまだに、病棟では開放病棟も含めて現金は一切持たせないっていう病院あるんですよ。それからすべての患者の小遣い銭管理を病院で代行してる病院もありますね。

山梨● 持たせてくれても私物検査が厳しいところは知ってます。突然ガサ入れみたいにずーっと入ってきて調べていく。

徳山● 僕は、なんで三十五年も病院かわらなかったかっていったら、閉鎖病棟に行った時に、タバコの銘柄ごとにちゃんと看護師さんが分けて、ショートピースを吸いたい人はショートピース十本とか、それ大変な手間だけどうちの病院はしてくれてたんですよ。開放病棟の人はすぐ近くの個人商店に自由に買いに行ってよかったし、閉鎖病棟で小遣い持たせない人には週二回おやつを、そのよろずやみたいなところからオーダーメイドで買ってくれるんです。例えばこの人が欲しいのはかっぱえびせんとジュースって。

伊藤● 開放病棟なのに現金管理されているところがありますからね。でも看護師はそんなことに労力使うくらいならもっと本来の仕事をしたほうがいいよな（笑）。

徳山● でも入院してる者としてはうれしかったですよ、それは。僕のところは三十何年前、開放病棟だったら月に三万円くらい使ってましたね。

上田● それもちょっと、ねえ……。

山梨● ほら、それもちょっとっていう、余計なことだっていう考えが基本的にあるでしょ(笑)。別にいいんですよ、その人が三万使ったからって。困った経験させればいいじゃないですか。

上田● いや盗られることがあるから。

藤田● 記述式のアンケートの中でやっぱり盗難、現金とか物を盗られることがあって困ったっていうのは結構ありますね。

山梨● だから、盗られる経験も大切なんですよ。

伊藤● 個人ロッカーっていうか、カギのかかるロッカーがあるかどうかっていう問題だね。

山梨● 多くなりましたね、前より。見学に行くとカギつきは結構ありますね。

伊藤● でもそれを借りるとお金をとるところもあるね。

野中● 基本は、病院だから管理責任っていうのがあって、どこまでいってもやっぱり自由は侵害されるわけですよね。その条件のなかで管理されてるわけだから。管理されたほうが得策だっていうふうにしてインフォームドコンセントされてるわけだから、そこの最初の、管理させるかさせないかというところの権利をしっかりしていけば。私も入院した時に大震災があって、個室なのにドア開けとけって言うわけですよ、危ないから。でも閉めたいわけですよ。個室に高い金払ってるのにおかしいじゃないかって言っても、でもそれは管理責任なんですよね。そういう意味では病院が生きにくい場であるということは当たり前なので、それをなるたけ短くする、最悪なものは最低限にするっていうのが目

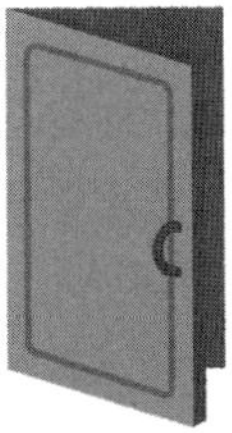

標であって、病院は非常に権利が侵害される……もちろん最低限にはするんだけれど、ゼロにはならないんだよね。

徳山● 僕は熊本しか知らないけど、病院間の格差がものすごくあります。

伊藤● ああ、それも大事だね。

徳山● 評判がいい病院と悪い病院と、仲間からいっぱい聞こえてきます。旧態依然としている病院と、進化している病院と格差がひどくなっている。昔はほとんどおんなじレベルだったけど、今はどんどん広がっている。やっぱり強制入院、強制隔離、強制拘束ということをなんとかしたいですね。密室の中で行われてるから、だからどうやって精神病院を風通しよくしていくか。例えば僕、ある病院に十年間医療保護入院で入院させられている人のところへ八尋先生と行ったんですけど、四回目の時からもう会えなくなったんです。おみやげ持って行っても渡せないんですよ。そういうのが今なおあるという現実をまず認識すべきだし、それをどうやってオープンにしていくかが重要だと思います。

第6章 薬をめぐるギャップ

❖ 処方する側、服用する側 ❖

八尋● では薬について、集中的に、ユーザーと医師の受け止めのギャップを出しあって理解しあう、あるいは受け入れる、その方策について探りたいと思います。ゼンセイネットさんでそういう調査をされているので、その統計の結果から話していただけますか。

山梨● 「精神薬によって諦めたこと」（図16）と「精神疾患を理由にあきらめたこと」（図17）と別々に調べた統計結果があります。初めは「精神薬」によって諦めたことと可能になったことを調査してみたんです。そうすると、結婚、就職、車の運転が非常に率が高い。じゃあ原因は精神薬だけなのかと思って、病気によってあきらめたことを同じように調査してみたところ、同じような順位なんです。どちらが先かっていう問題は別として、普通は病気によって何かをあきらめると思うじゃないですか。で

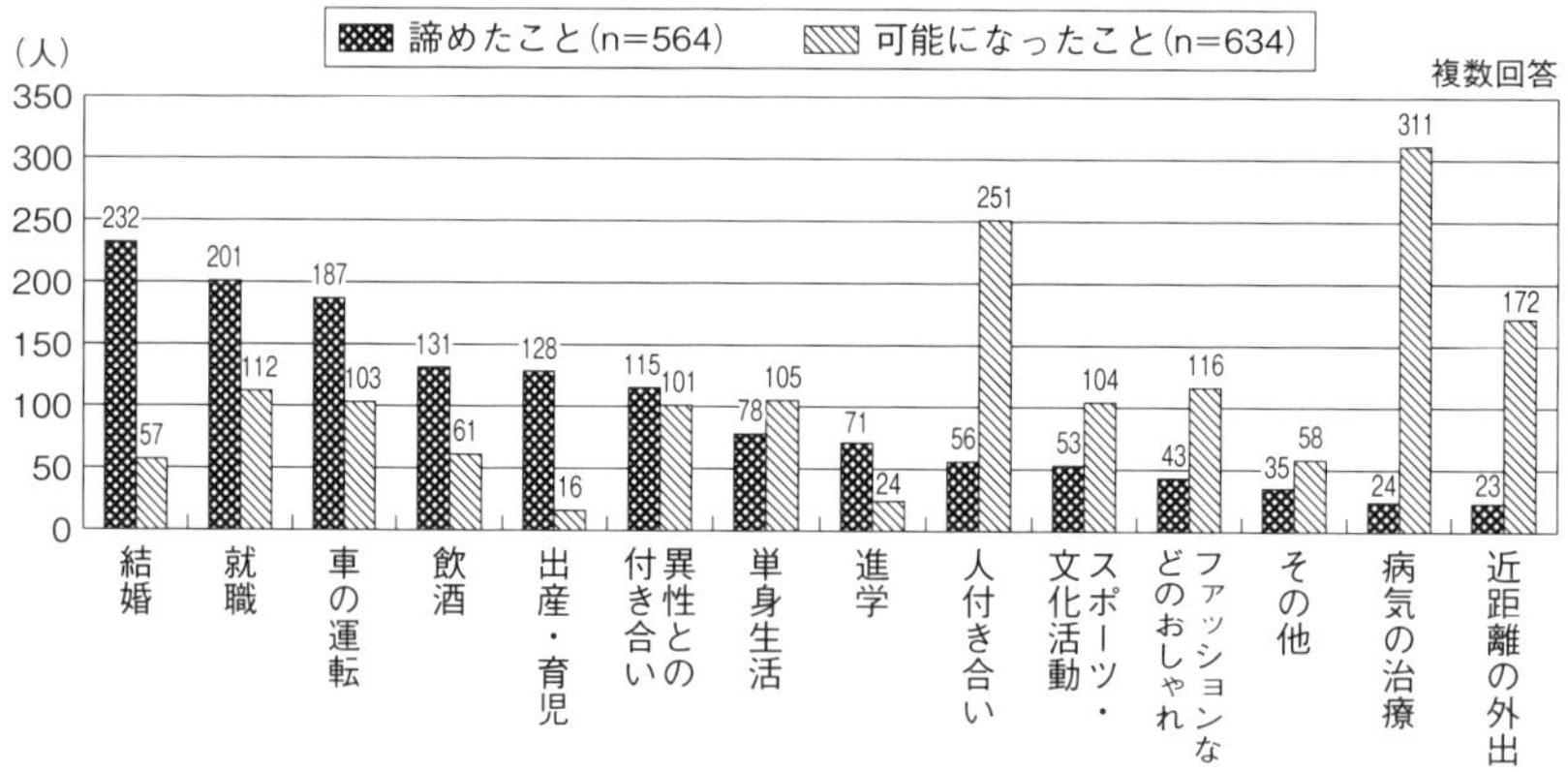

図 16　精神薬によって諦めたこと／精神薬によって可能（回復）になったこと
（2006 ゼンセイネット全国調査より）

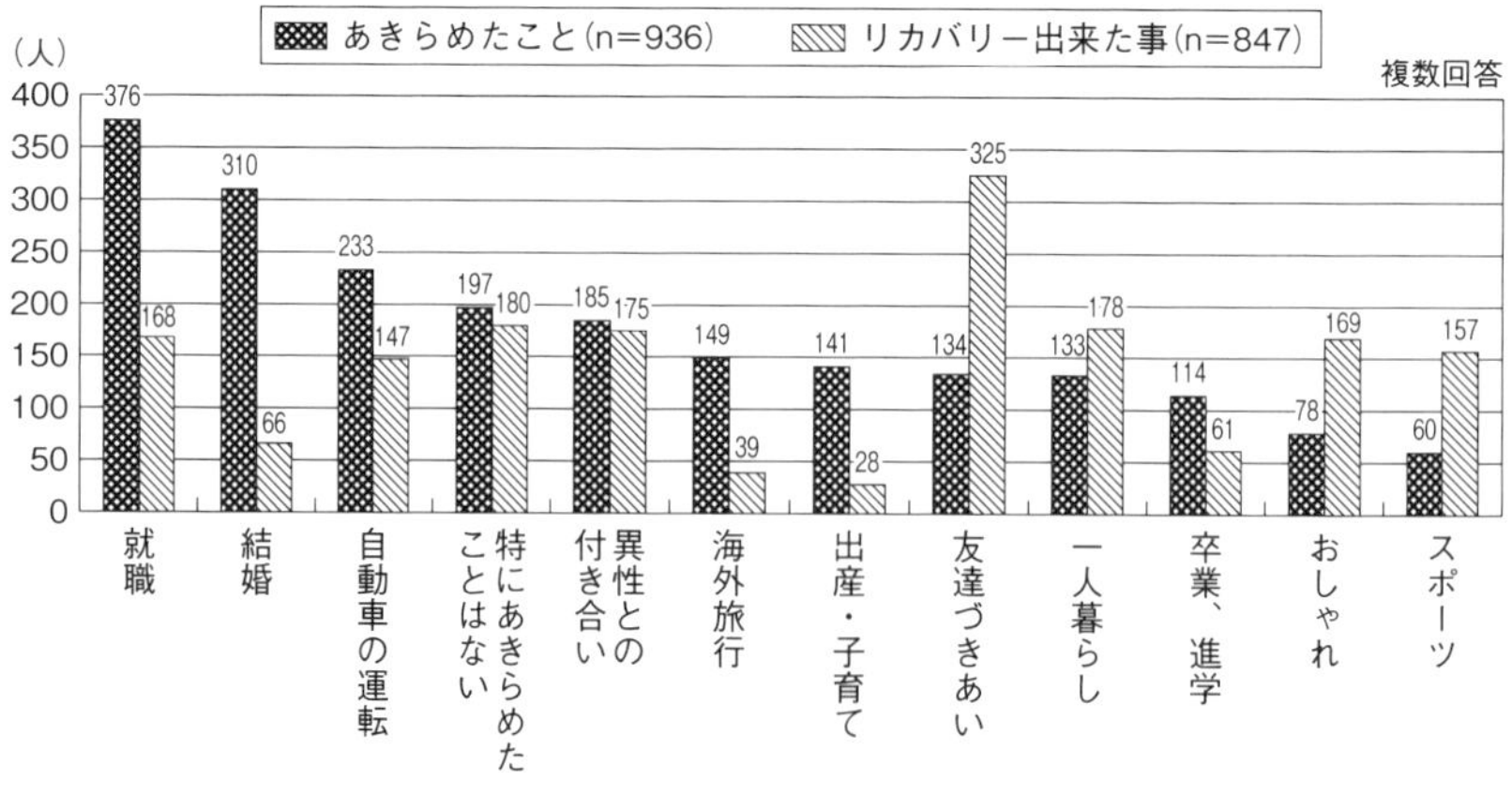

図 17　精神疾患を理由にあきらめたこと／精神疾患の中でリカバリー出来た事
（2012 ゼンセイネット全国調査より）

も、病気になった人たちは薬を飲んでるわけですね。薬は確かに鎮静効果があったり幻聴幻覚が下がったり病状は緩和するんだけど、病気よりもむしろ、服薬によって可能性を摘まれてしまっているっていうのがホントのところではないかと思われる。だから、お医者さんたちはほとんど薬物療法に依存するような、薬を飲めばいいんだという接し方なんですが、この統計の例ひとつだけでも、薬によって人生で大切なことをあきらめざるを得ないことがわかるので、そこのところをどういうふうに考えているのか……

八尋●　わかりました。では薬をめぐる医師とユーザーの受け止め方は、統計[47]ではどうでしょうか。

山梨●　この「薬物療法に関して」（図18）の回答者はユーザーとその主治医ですので、回答してくれるだけ関係がかなり良い人同士です。そういう間柄で薬物療法についての認識に大きな差がある項目は、〝副作用がある薬は副作用が少ない薬に変えている〟。これはお医者さんが七九・五％でユーザーが三五・九％、半数以下です。お医者さんは説明したと思ってるけど患者側はそういうふうに捉えてないんですね。そういうギャップが激しい。ほかにも〝定期的に体重や血圧測定、採血、検尿等の検査実施をして、処方を受けたい〟という項目で、医者側は五九％の方がそういうふうに思っている、でも患者側はたった三〇・八％。それから減薬の項目でかなり差がありますね。ある程度いい関係であれば、ある程度両者の数字が近くなるはずだと思うんですけど、かなり差があるっていうのはなんなのかなって思いますね。こうやってみると、望む薬の処方を受けたい患者と医者との間には大きな差があるなって思います。

八尋●　これは基本的に良好な医師－患者関係が保たれていると思われる、医師と患者のギャップ調査です

47　二〇〇九年にゼンセイネットが実施した「主治医と精神医療ユーザーの関係調査」（ギャップ調査）のこと。この調査の目的は、両者の関係を明確にし、よりよい診療と信頼関係を作ること。人口万対病床数の多い九州・沖縄の精神科病院を抽出し、精神医療ユーザー（患者）自身による主治医への聞き取り調査、双方へのアンケート調査を行った。

ね。

山梨● そうですね。

伊藤● データ収集のことですが、ここで医者というのはどこの医者？

山梨● これは手渡しです。

伊藤● 自分の主治医に手渡して回答を求めた？

山梨● はい。九州限定で。

伊藤● 一応、患者と医者が一対一の対応ができてるわけだ。

徳山● 僕は上田先生に渡して書いてもらいました。

上田● でも解釈の問題で、例えば〝定期的に体重や血圧測定、採血、検尿等の検査実施をして、処方を受けたい〟が三〇・八％ですよね。ということは、ちゃんと受けてるから少ないというふうな解釈はできないの？

山梨● それはできますね。

上田● いろんな解釈ができるけれども、これが持ってる意味がどういうことかっていうことをもうちょっと考えたほうがいいんじゃないかなって感じたんだけど。

八尋● そういう見方はあるんですけど、象徴的なのがいくつ

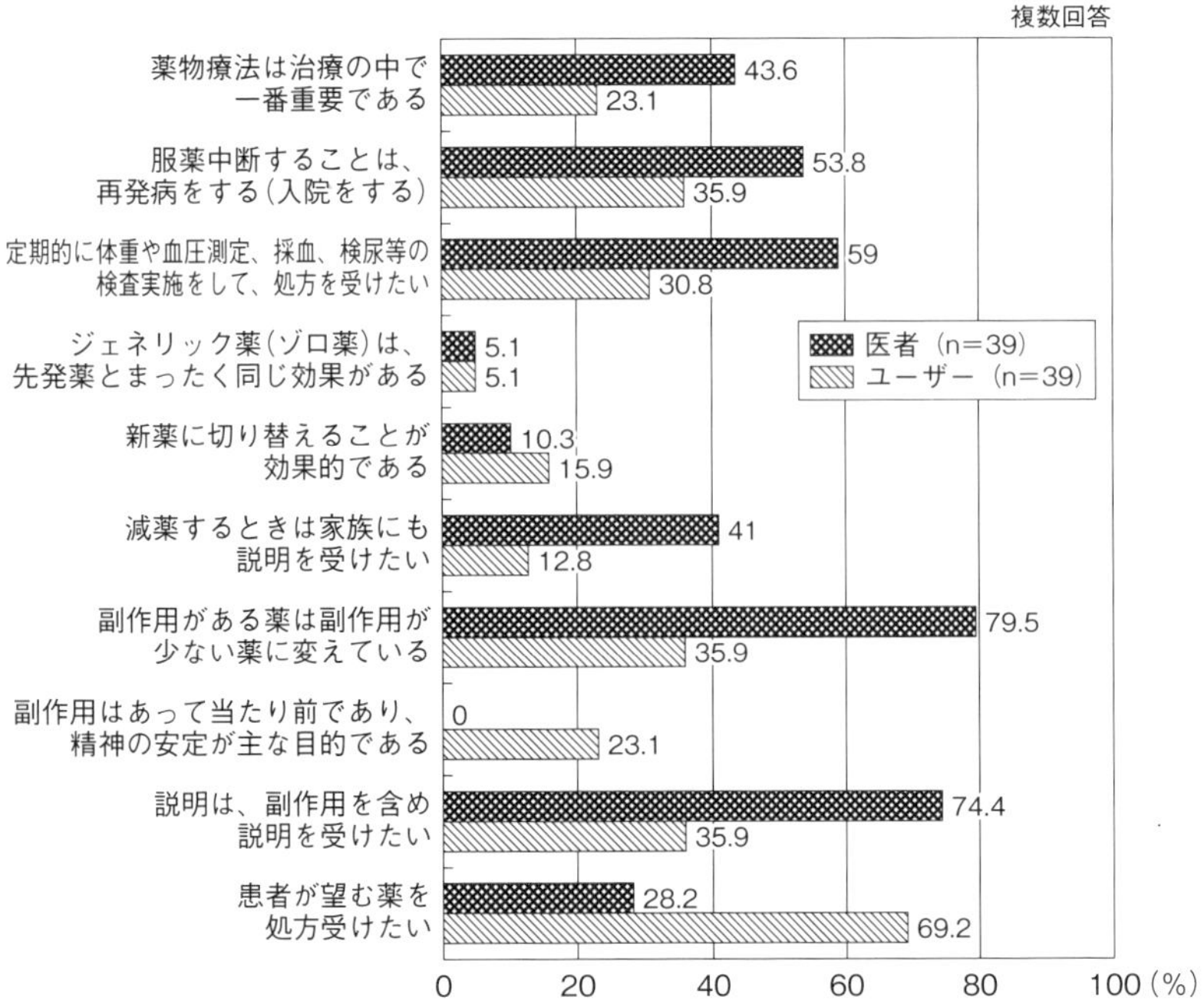

図18　薬物療法に関して（2009 ゼンセイネット ギャップ調査より）

かありますよね。〝ジェネリック（ゾロ薬）は、先発薬とまったく同じ効果がある〟が唯一同じで、あとは結構なギャップが出ていて、例えば医者は〝副作用がある薬は副作用が少ない薬に変えている〟と八割の人が思っている。でも患者のほうは六割強の人はそうではないと。

山梨● これ僕が患者だったら、それは副作用があってぜんぜん変わってないからですね。

伊藤● 医者のほうは変えてるつもりだけど、患者さんの飲み具合っていうか、実感としては副作用が減ってないという解釈でいいですね。

八尋● そうですね。それと、〝説明は、副作用を含め説明を受けたい〟。

伊藤● 医者のほうは説明してると言ってるわけね。でも患者さんのほうは不充分だっていうことですね。

八尋● 医師から受けた副作用の「きつさ」と、自分の身に現実にふりかかってきた「きつさ」に相当ギャップがあるということなんですね。

伊藤● そういうことでしょうね。だから副作用が医者に理解されてないという訴えでもあるのかもしれないですね。

山梨● すごく大切な話だと思うんですけど、基本的に、今の元となる「薬の効き方に関する医師とユーザーの理解と受け止めのギャップ」（図19）がいちばんわかりやすいんですが、これはインフォームドの話ですよね。インフォームドコンセントが徹底されてないっていうね。治療の見通し、薬の選択肢・効果・形・副作用についての「説明の有無」、それから、その説明に対して理解できたかできないかを示しているんですが、〝薬の効果について〟は七〇・七％が説明されています。〝薬の形〟も〝薬の副作用〟も半分くらいは説明されているんですが、本来ならこの数字は一〇〇％に近いはずだと思うんですよ。説明されて当たり前のことがされてないって私は思いますね。よくお医者さんたちが「薬について説明しても理解できないから説明しないんだ」「ある程度のところでいいんだ」という、薬について理解できない患者像っていうのをいつもなんとなく僕らに向けてくるんですね、実際、診察室の中で。でも、わかってほしいのは、例えば薬の副作用についても、禁忌薬についても、説明を受けた人は非常に高い確率で理解してるんですよ。そういう結果は、患者はよくわかるんですね。薬の知識を持つと、じゃあどういう薬が自分は欲しいんだとか、薬のことについてお医者さんと話ができるのかなっていうのは感じますよね。どこまで説明するかは結構難しいことだと思いますけど、僕らの統計もそうなんですが、一回目は相手の反応がわからないんですね、二回目くらいになるとまた同じ統計調査が来たということで

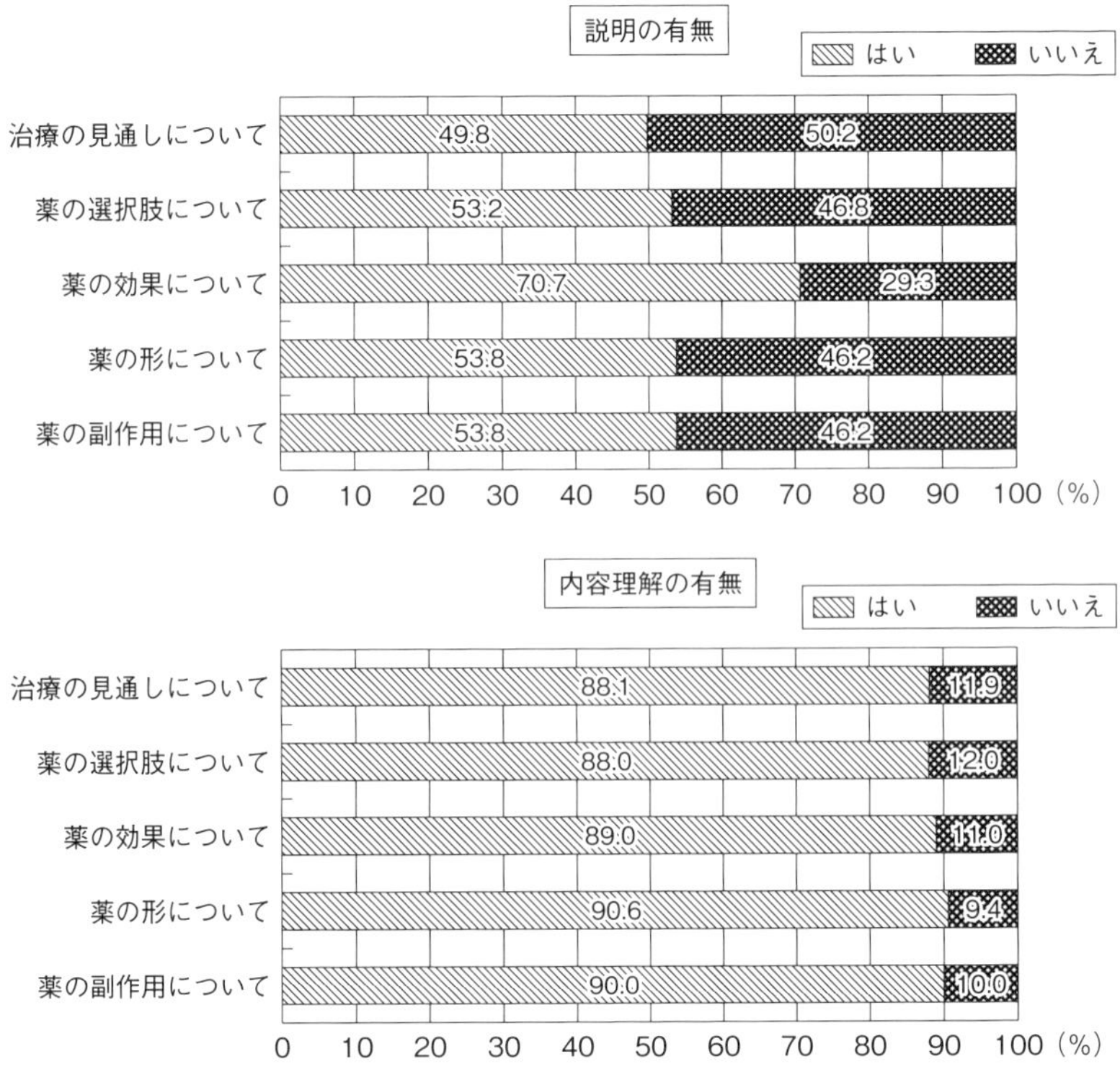

図19　薬の効き方に関する医師とユーザーの理解と受け止めのギャップ
(2009 ゼンセイネット　ギャップ調査より)

「ん？」と興味を持って書いてくれて、「さてはお医者さんに薬のこと聞いていいんだ」となるわけですね。三回目で確信を持つわけです、「うん。聞いていいんだ。もう一回来たもの」と。こういうことなんですね。だから、根気よく何回かすればいいものを薬の説明は一回くらいとか、それどうかなって思うんです。

もう少し言うと、副作用なのか作用なのかっていう問題ですよ。鎮静させるための薬が結構多い。でも服用するほうは副作用で生活能力が削られてしまう。例えば「服薬時、日常生活で一番困っている症状」（図20）として〝からだがだるい〟〝朝起きられない〟〝口が渇く〟〝日中でも眠い〟とかね。こういうことがごく当たり前にある生活が、さきほどの「薬によってあきらめたこと」に当然つながっていく。薬でそこまで病状を抑えることが必要なんですかね、と思うんですよ。僕ら多剤の調査をずっとやってますけど、種類も量ものすごいです。同種同効薬平均三・二とかいう数字なんです。ご存知のように世界の中で日本がいちばん薬が多い。その結果、早く合併症が起きる。精神病薬と合併症の治療薬両方の服薬者を一般のその病気の服薬者と比較した結果（図21）を見ていただきたいんですが、糖尿病も高脂血症も高血圧症も、一般よりユーザー

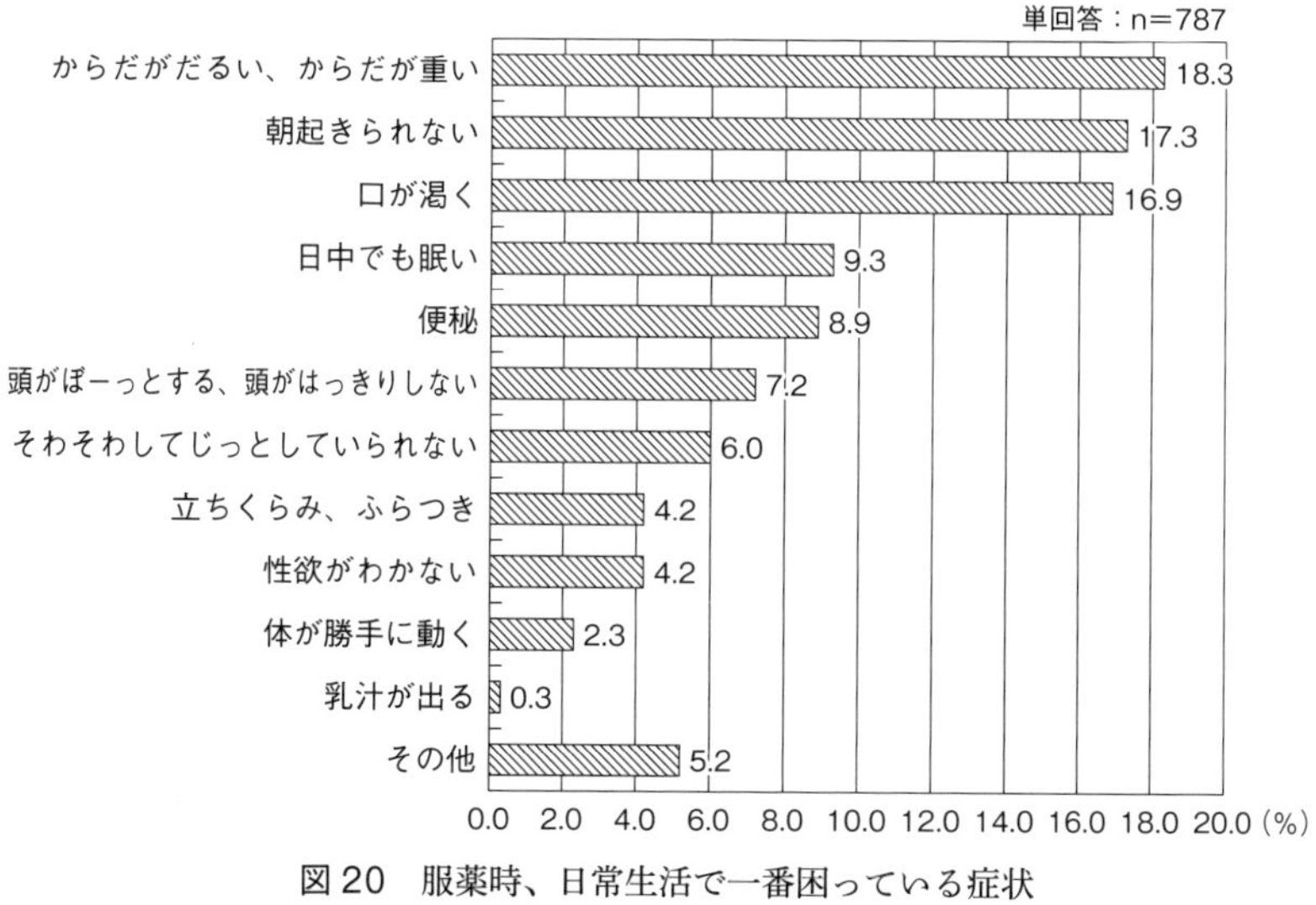

図20　服薬時、日常生活で一番困っている症状
（2011 ゼンセイネット全国調査より）

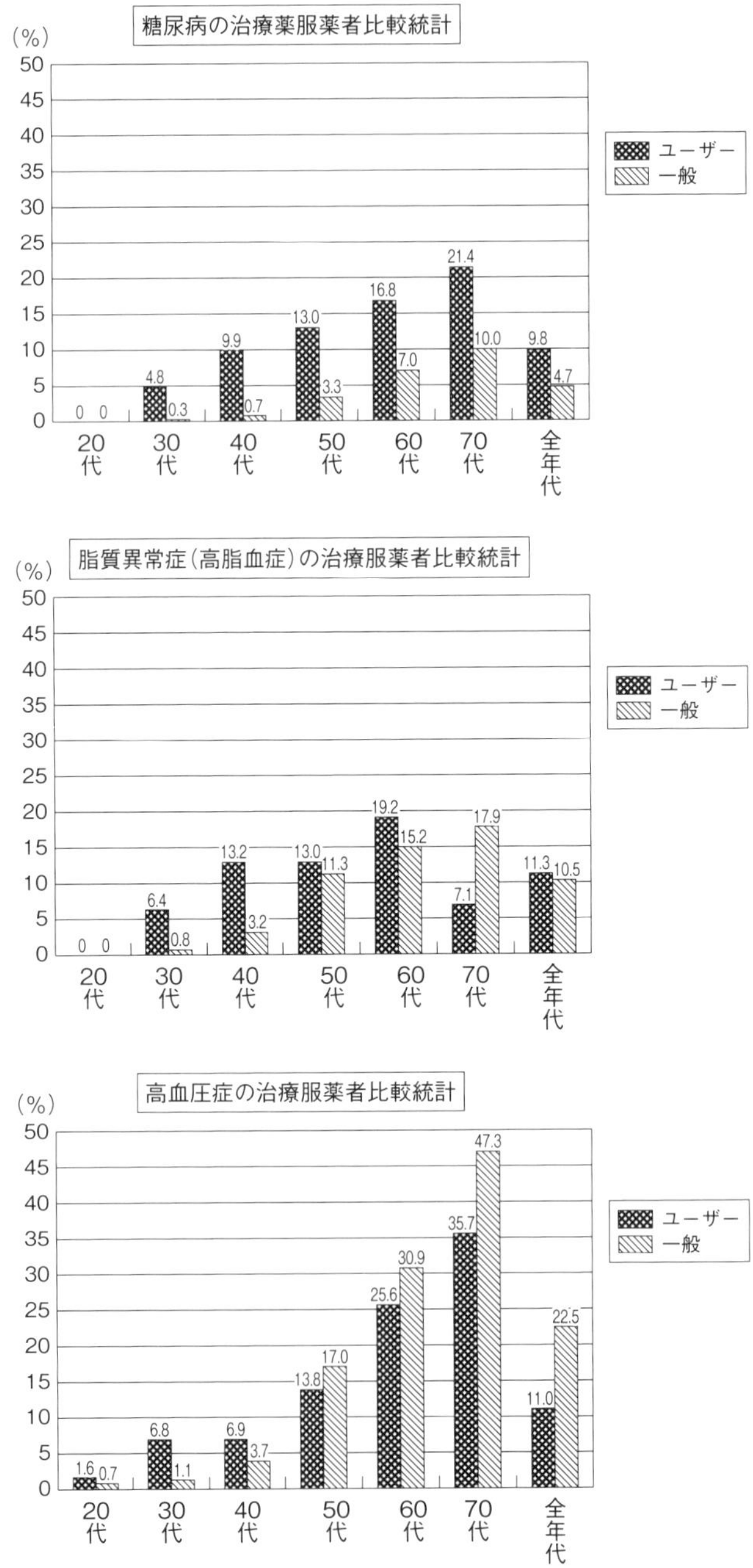

図 21　合併症の治療薬服薬者の一般との年代別の比較（「一般」は厚生労働省：平成 18 年度国民健康・栄養調査より）（2012 ゼンセイネット全国調査より）

のほうが、三十代、四十代という若いうちから治療薬を服用する率が高いことがわかります。そこまで薬だしていいんですかね。自分のことで言えば、僕は薬でだんだん高脂血症が進んでいったんです。当然糖尿病もあります。それで、狭心症になった時に目の前で医者同士がもめてるんですよ。糖尿病の先生は、その薬を出すと糖尿病がひどくなる、循環器内科の先生は、でもこの薬を出さないと心臓のほうはもっと進むと。バカみたいな話に聞こえますけど、心臓が大切か糖尿病の治療が大切かっていう話なんですよね。当然心臓なんですよ。命のほうが大切じゃないんですかね……最終的に手術になりましたけど。それから、ジェネリックも増えてますけど、ぜんぜん医療費は下がってない。そのぶん多く出てるだけなんですよね。

八尋●　消費量が大量なんですね。

山梨●　消費量も多いし種類が多いです。日本はものすごい多剤処方なんです。でも、出し続けるんですよね。どうも今までの話だと、診察報酬が安い、そのなかで人件費もかかる、良質のサービスするには給料出さないといかん、それで薬を出すと。それはわかるけど、医療っていうのは博愛精神のなかで命を救ったりすることじゃないですか。なのに、副作用とか合併症のリスクをわかってて薬を出してるお医者さんたちが非常に多いんだけど、心痛まないのかと思うんですよね。ここを一番最初にいつも疑問に感じるんです。保護室に入れる、強烈な注射を打つ……おんなじ人間なのに、なんにも心痛まないのかなと思うんですよね。いやこれは国が決めた制度だからって言うし、お金がなけりゃできないんだとかそういう話が出てくる……なんかもう……じゃあオレらの命はどうでもいいんだ、みたいな。それに医者が社会に対して僕らのことを話すじゃないですか。僕らの言葉は取り上げられない。自分達が社会に話すと「あいつは病気だから」となってしまう。そういうこともあって、僕らはユーザーのみなさんの声を集めて現状を、統計という形で出してはいるんですけどね。

八尋● もう一ついいですか、さきほどの「薬物療法」（図18参照）の〝患者が望む薬を処方受けたい〟なんですが、この結果は患者が望む薬が必ずしも適当ではないと医師のほうは七割の人が思っていて、患者のほうは七割の人が違う薬がいいと思っている、こういうことなんですね。

山梨● だいたい普通そうだよね。

徳山● 僕のところに電話で相談があった例なんですけど、ある女性の患者がリスパダールコンスタ®[48]――新薬だから薬価が高いですよね――それの注射を拒否したんです。痛いですし、おしりを見られますから。ほかの薬にしてくださいって一生懸命頼んだんだけど、十人くらいわーっと看護師が入ってきて女性だから押さえつけて打とうとした。だからあきらめて、打たせたそうです。ほかの薬だったら飲むって本人は言ってるんですよ、それを、医者が強引に注射した。

八尋● それは入院している患者さんですか？

徳山● 外来です。それで主治医を替えたいって言ったけど病院は替えてくれない。それ以来、お父さんと同伴でないと外来へ行けなくなった。最近のことです。そんなことが今でも平気で行われてるんです。

八尋● 藤田さん、今の話を聞いていて薬に関して何か？

藤田● そうですね、医療法で他科は患者十六対医師一なのに、精神科特例で四十八対一とすごく人員が足りなくて、時間がなくて、経営の都合があって、一時間待って五分診療。というなかでやはり薬物療

48 リスパダールの持効性注射薬。二週間に一回臀部に筋注する。

法しか選択肢がない。その薬物療法も、患者を化学の実験台じゃないけれどもそういうことを繰り返していくっていう……。エビデンスがあいまいななかで臨床に使われる。それがずうっと一九五八年から続いてるっていうね。二〇〇一年にある程度改善されたっていうけど根本的には改善されてないので、やはりそういうところで実際、精神科医の格差が出てきてるってところかな、聞いているとね。それから野中先生が言っていたように学校教育の問題。薬物以外にプラス何があるかなんだけど、薬の専門家であれば精神科医は成立するんだっていうようなドクターの安易なモラルっていうかな。それに対してカウンセリングとかいろんな話をしていって、生活の背景を見る、どういったエピソードが人生においてずっとあって発病するようになっていったのか、将来どうするのかっていう計画。ドクター自身にみんなかぶせるわけじゃないんだけど、この人の生活力はこれくらいあるけども、この薬を処方した場合には生活力が落ちるんじゃないかな、というところまでスキルがあるのかな。だから単に薬が悪いっていうんじゃなくて、その人の背景、ニーズに合ったような、さきほどの「見立てる」っていうような力量が欠けてるんじゃないかなっていう感じを僕はすごく受けますよね。それから、基本的な僕の疑問なんだけれど、回復した、治ったっていうじゃないですか。野中先生も「治る」って言ってましたけど、服薬しない状態になった時点で治ったという位置づけなんですかね。

野中●　いや、高血圧とか糖尿病と一緒で、症状が重い時は薬があったほうがいいんだけど、症状が軽くなってコントロールできるようになったら薬はないほうがいいわけですよね。

徳山●　「精神科領域で「治る」とはどのようなことか」っていう調査結果を見てください（図22）。僕は割と患者と共有している部分はあるんじゃないかと思うんですよね。

伊藤● 医者と患者の考え方が似てるって意味ですか？

徳山● 〝病状はあるが社会生活を送れること〟っていうのはやっぱり医者はそれを求めてるし、患者も結構そう思っているんですね。あと僕が思うのは、いま国がやってるのは「自分で立て」っていうこと。総合支援法に変わる前の自立支援法[49]も「自分で立つ」でしょ。でもほんとに僕たちが可能なのは――自分で病者だと捉えてますから――自分で律していくことの「自律」。自分で決めて自分で行動して自分で責任とる。それがいちばん大切なことであって。自分で立つってことは、今これだけ大変な時期にやっぱり援助がないと無理だと思うんですね。でも自分で律していくことは可能だと思うんですよ。そっちのほうが、よりリハビリテーションで重要なことかなって思います。野中先生に質問したいんですけど、どうですか。

野中● その通りだと思うんだけど、当事者の側にもそういうお医者さんと共有したい部分があって、医者もそう考えてい

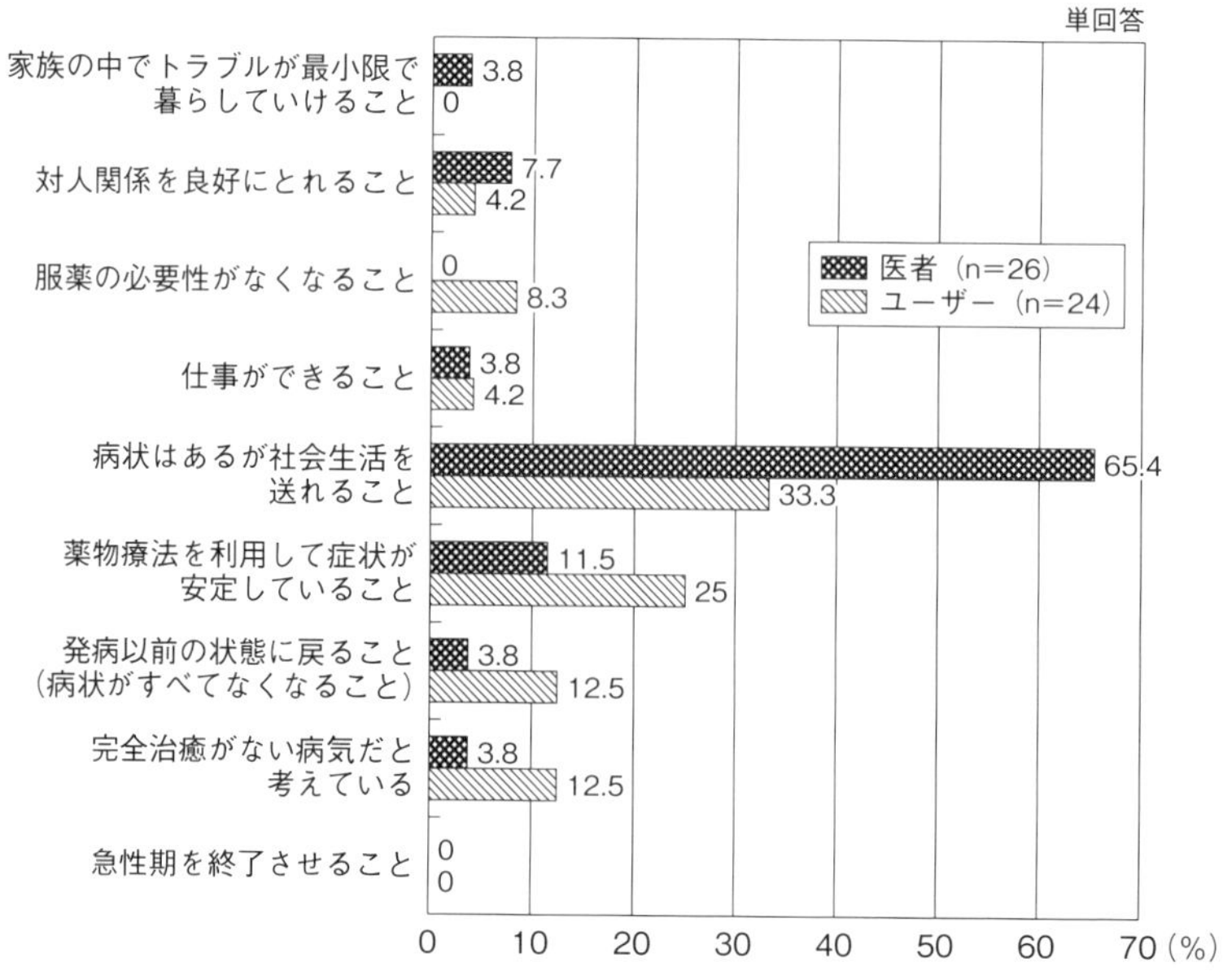

図22 精神科領域で「治る」とはどのようなことか（ゼンセイネット調査より）

るのに、結局、医者が悪いの社会が悪いの、いや当事者がそんな無謀に暴れるからとか、相互に批判しあっちゃって、双方に革新的ないいことをやっている人たちがいても手を結べてないっていうのがいちばんの問題だと思うんです。だからここでトップの当事者とトップの医療者が話し合ってるわけだから（笑）、今度は政策や文化が変わっていくようにしないと。そういう意味では統計ってとても大事な声になります。例えばさっきのプライバシーのことなど大切だよね。今はホテルのような病院ばっかりになったので、結構プライバシー守られるようになったんじゃないかなと思っていたけど、いやそうじゃないと。ゼンセイネットのアンケート調査のそういうとこも大事だと思いますね。

◈ 子どもが欲しい――妊娠・出産と薬 ◈

山梨● それから特に女の人の場合、子どもが欲しいじゃないですか。でも「薬の影響による現在の症状」（図23）にあるように、副作用の高プロラクチン（注9参照）の問題で、妊娠できないんですよね、受精しても流産するんです。こういう話は充分お医者さんたちは知ってると思いますが……

ストロベリーママ● 医師には、病気と薬の内容を考慮して処方していただければうれしいです。女性にとっては一生の問題で、流産とかいろんな障害がありうるっていうのがどういうことなのか、きちんと考えて対応してほしいです。最終的には本人は「自分の体は自分で守ること」が大切だと思います。

八尋● 人生とか地域生活とか病の背景も含めて、話し合って薬を処方する医師と、単に病状の安定だけを目的に薬を出す人がいるっていうことですね。

ストロベリーママ● そうです。妊娠子育ては病状を安定しないと「できない」と思われがちなんです。

49　障害者自立支援法。二〇〇五年制定。それまで障害種別であった制度を一元化。サービス提供の実施主体はすべて市町村とするなどの一方、応能負担から応益負担を求めるなど、法律の趣旨とは逆に自立を妨げるという問題点も多く指摘された。二〇一二年の改正では障害者総合支援法（障害者の日常生活及び社会生活を総合的に支援するための法律）と名称変更し、難病患者がサービス給付の対象に加わったが、当事者が望む抜本的な見直しは行われていない。

八尋● 子どもを希望している患者さんが、それゆえに薬は嫌だと言っているのに、聞き入れてくれないということですか。

ストロベリーママ● 例えば私の体験談にしても、徳山さんが言った例にしても、そういう女性の立場ですよ。

山梨● つまり、私は子どもが欲しいんです、あるいは妊娠してますっていう段階になっても、普通は出さない薬を精神科医は当たり前に出すんです。それで異常な子どもが生まれて途中で死んでしまったりっていうことも何人か自分の知ってるなかでいるんですよ。しつこいようだけど、高プロラクチンの問題ひとつとってもね、それがどういうことかわかってて、なのに出し続ける。なんでそんなこと……わかんないですよね。たぶん医者からいえば、あんたそれ飲まなければ病状が悪くなるでしょって。こっちは子どもが欲しいんだよって。何これ、この差なんですね。でも医者はそれを通してしまう。

ストロベリーママ● 医者は、薬を飲まないといけないでしょ、安定しないと子育てできないでしょ、何々ができないでしょって……

山梨● 糖尿病か心臓かとおんなじですよね、心臓を治さなければ生きていけないじゃないですか。子どもを産まなければ子育てできないじゃないですか。なのに、精神の安定を主にしてしまう。こういう人多いんですよ。挙げ句の果てには「それは遺伝です」とか、精神病だからそういう子どもが生まれても仕方ないとか……。お前が薬だしたせいだろう、って言いたくもなるんですよね。

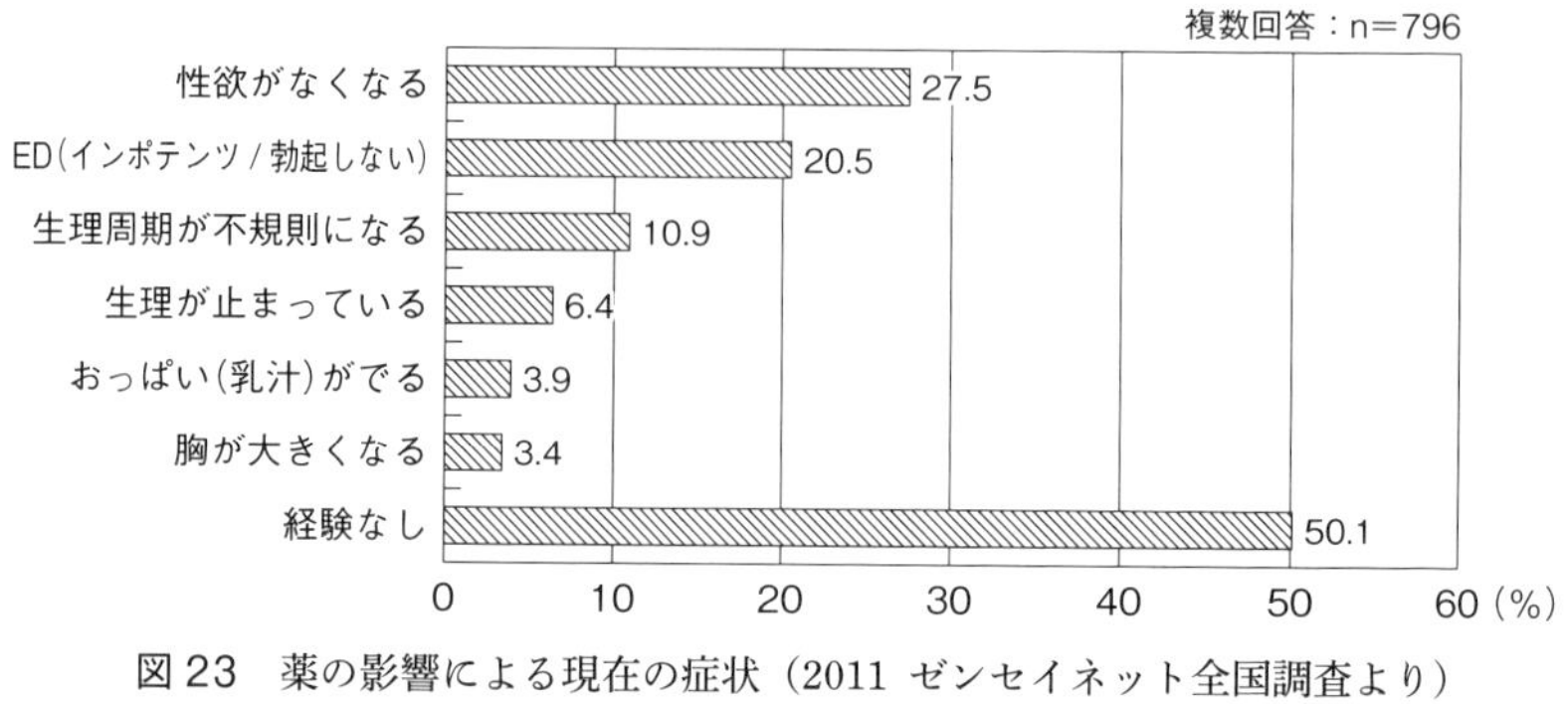

図23 薬の影響による現在の症状（2011 ゼンセイネット全国調査より）

これからお母さんになる人へ

「これからお母さんになる人へ」とありますが、私は専門家ではありません。自分の体験でお話します。

私は二児の母親です。障害者であろうが健常者であろうが、妊娠・出産というハードルは、一人の妊婦として十カ月の生活や体調を考えさせられる体験です。一人ではなくご主人と助け合い、周囲から見守られたいですね。誰もが「健康な子どもを」と願うでしょう。妊娠したいあるいは妊娠したかもと気が付いたとき「現在病気があるかどうか、何か気になることはないか」自分でチェックしてみては？

＊自分の妊娠体験＊

私の体験では、「子どもがほしいと思いはじめたけど、なかなか妊娠しなかった」ということがまずありました。生理不順だと感じて約二年以上かなー。でも薬の副作用とは気づかず……産婦人科へ。そこで初めて副作用でプロラクチンが高かったからとわかりました。治療して、その後妊娠三カ月。喜んでいたのに稽留流産でした。「一つの命」を亡くしました。ショックでしたが、次は前向きに「体調を整え妊娠したい」と考えるしかありませんでした。自分に言い聞かせました。そうするしか立ち直れなかった……。

しばらくして妊娠しました。「あっ自分一人だけの体じゃないのだ」と思うと不安もあり喜びもあり、薬も控えめにしながら…調整しました。

妊娠中は、気持ち的に「安産の神様」の神社にお参りしたり。体もよく気をつけて、お腹が大きくなるにつれ、毎日１時間歩いたり…。１日コーヒー１杯にしたり。ジュースではなく、野菜ジュースを飲んだり。でも、ヘモグロビンが足りなくて産婦人科の先生や看護師さんに心配かけた時もありました。

妊娠後半に主人とベビーの買い物をするのがとても楽しかった。ベビーベッドも置いて、不安を抱えながらも妊娠９カ月までたどり着いた時にはようやく大丈夫と思えてきて、夜布団の中で横を向いて、「あと１カ月たったらこのベビーベッドに赤ちゃんがいるんだろうなー」とつぶやきながら眠りにつきました……。

無事に生まれ、それまでの夫婦二人から「家族が三人」になりました。初めて母乳とミルクをあげ、オムツも替え、お母さん同士の付き合いもあり、全部の日常生活が変わりました。夫婦で子育てしてという時間で「昨日の事を振り返る余裕もなかった」ほどですが、一緒に成長しています。

子どもを望む人が正確な知識とサポートを得られることを願っています。

（ストロベリーママ）

伊藤● 実際は、子どもに障害が出るかどうかはまだよくわかっていないのですが、ほとんどの抗精神病薬は胎盤を通って胎児になんらかの影響を与えると考えられているので、当然お母さんになる人にとってはものすごく不安なことでしょう? ですから、僕はやはり、よほどのことがない限りは、妊娠を前提にするなら一時的でも服薬はやめるべきだと思います。でも、ストロベリーママさんは薬をやめてる時は、ずっと不安じゃなかったの?

ストロベリーママ● 不安でした。でも調子が悪い時は主人に当たってたり。私が薬をやめるとその分主人が薬をたくさん飲んで(笑)……負担が主人に行くんです。彼はぐっと耐えてました。

徳山● ご主人は、そういう時はきついこと絶対に言わないんです。奥さんに当たらない、殴られっぱなし(笑)。

伊藤● 妊娠している間は強いしね(笑)。

ストロベリーママ● 私って妊娠してる後期の間は安定したんですよね。するまでは不安定ですけど、ある程度大きくなってくると安定するんですよね。

伊藤● 僕は、妊娠した患者さんはみんな薬一時中止してますけど、少なくとも出産まではあまり失敗したことないですね。統合失調症の相当具合の悪い人でも、薬を飲まないで出産までもっていけるっていうのは結構多いと思います。でも例外的には出産に耐えられないくらい精神症状が悪化して使わざるを得ない場合もあると思うんです。だからあんまり決めつけるわけにもいかないっていうことはわかるんです。

上田● 産婦人科の医者と相談しながらやるということと、一般的には胎盤ができるまでの四カ月の間、急速に細胞が分化していく時期はできるだけ薬を少なくする。それと、出産までは割と安定しているけど、出産後にホルモンの変化が急激に起こるものだから、その時にはもう赤ん坊にはミルクはやれないけれども薬は飲ませてしまう、そういうことも考えていかないと。

山梨● よくマタニティブルーについてそう言われるんですけど、僕が何人か女の人で知っているなかでね、特例なのかもしれないけど、病状が悪い人でも子どもを産むと子どものことばっかりしていてぜんぜんほかのこと考えないから、たいていの方が病状ぜんぜん悪化しないんですよ。

伊藤● そうですね。確かにお産が終わった直後に一過性に具合が悪くなる人はいるんですけど、ある程度子育てに入るとまた安定するっていうこともありますしね。それから、今度子どもに振り回されてまた、っていう場合もある。ストロベリーママさんは、出産が終わったらまた薬を飲み始めたんですか？

ストロベリーママ● 飲み始めたんですけど、先生が「これだけ飲みなさい」って言う量じゃなくて、例えば一錠のところを二分の一錠で飲むわよ、みたいな感じで飲んでました。

伊藤● それはちゃんと主治医には言ってあったの？

ストロベリーママ● 先生は、いくら言っても私が聞かないのを知ってるし、私は二分の一じゃなかったら四分の一でも飲むっていう感じで、先生は知ってました。

伊藤● じゃあ、四分の一に減らしてはくれないの？

ストロベリーママ● ああ……

伊藤● 僕が主治医だったら、この人言うこときかなくて飲まないんだから、薬代余計かかってるわけだから減らしちゃうけどね。

ストロベリーママ● 減らしてくれるけど、錠剤などで自分でミリグラムを調整していました。

伊藤● 知ってて、あとは好きなようにしなさいっていうことだったのね。

ストロベリーママ● そうです。

八尋● 製薬会社は催奇性（注10参照）はありませんといって売る精神薬あるでしょ。あれ嘘なんですか。

野中● うそうそ。

八尋● あ、ウソ…。そうですか……

ストロベリーママ● だけど私の当時の主治医は、安定しないと……薬を飲んでちゃんとしないと出産できないよって言うんです。でもその十カ月間の妊娠の間の安定をとるのか、薬を飲まないで健康な子どもを産むのかとか、こっちは考えるので、薬を飲んでてもそんなにすぐに影響でないとかいわれても、やっぱりとても不安なんです。

山梨● 子どもができないできないって思っていて婦人科に行ったら高プロラクチンだったたっていうことはよくあります。そんなこともぜんぜん説明されないですからね。

野中● 恐ろしいことに、精神科医にかかると精神科のことしか診ない。消化器内科にかかると消化器しか診ない。だから日本の専門家っていうのはその専門にぴったり合うとものすごくすばらしいことをやってくれるんだけど、この断片化っていうかね、これはとてもひどい。

徳山● 最近の話で、ある家族の娘さんが四十歳で更年期障害になったんですよ。統合失調症の結構重い人なんですけれど、お母さんに当たり散らすんですね。それで精神科に行った時に、最近病状が悪くなってるけどこれは更年期障害と関係あるんですかって聞いたら、関係あるかもしれないけど俺にはわからんってその精神科医は言われました。

野中●　わからん、って言ってくれるくらいならそれはすばらしいよ。あのね、専門家は「わからない」って言ってくれないんだから。

徳山●　僕はお母さんに、女の先生のレディースクリニックに連れて行きなさいって、わからんって言ってくれるだけいい先生だって、話しました。

野中●　そうそう。

❖減薬のこつ❖

八尋●　徳山さんいかがですか。

徳山●　僕は最初の入院の後、何度も再入院してどんどん悪くなっていきました。つまり入院しても治らないんです。急性期は落ち着いて、つまりやる気がなくなって、暴れなくなって退院なんです。だから急性期を落ち着かせることくらいしか医療はしてくれなかったし、薬を飲み続けることによって就労も学業も不可能だった。回復っていうことに対して、新薬ができるまでは、はっきり言ってあんまり効果がなかったのが精神科医療の現実じゃないかなと思うんです。僕はリスパダール®ができた時にスイッチングするために上田先生と減薬したんです。二番目の主治医は、僕が眠れないとかイライラするとか言うたびにどんどん薬を追加していきました。僕は農芸化学専攻だったので薬の知識を持ってました。三十錠近くなったらもうぜんぜん活動ができなかった。頭が回らなかった。その時に上田先生が宮崎から戻って来られたので、なんとか減薬したいんですけどって頼みに行って、上田先生と減薬しました。上田先生が減薬したんじゃないんですよね。僕のほうからこの薬抜けますかって聞いて、試してみようかって言って減薬しました。上田先生は、抜いたらこうなるよって薬のことを説明してくれた。この薬だけだったら抗パ剤[50]抜けるよと教えてくれた。抗パ剤飲むと便秘になったり喉がかわいたりするとか、ほかにデパス[51]®を飲むと記憶障害が起こるとか副作用を教えてくれました。ものすごく勉強になりました。

上田● プリントはやらなかった?

徳山● プリントはなくて、口頭でもらいました(笑)。そういう関係のなかでこっちからこれも抜けますかこれも抜けますか、って注文していったのに対して上田先生は丁寧に対応してくれました。やっぱりこの薬抜いたら調子悪いですって、多い時は一週間に一遍くらい薬を変更しに行ってました。減らしちゃ増やし減らしちゃ増やししながら二年以上かかっていま三剤になったんですけど、二十錠三十錠となったなかで減薬するっていうのはものすごい苦しかったですね。慢性病かもしれないけど、基本的にどんな病気でも病状が良くなったら薬を減らすのが当たり前じゃないですか。実際減らせたんです。僕は自分から言ったから減薬できて、これだけ生活力が回復したんです。減薬を言わない患者や医者が山のようにいます。

上田● 減薬を希望する人はもちろんするし、いい状態が続いていて薬が多いと、もちろんちょっと減らしてみようかねって言うけど、減らすのが怖いと言う患者さんも半分くらいいるし、いろいろ。

伊藤● 本人が減らすことを不安がるでしょうね。

50 抗パーキンソン病薬。抗精神病薬による副作用(注35参照)を抑えるために用いられる。

51 一般名エチゾラム。精神安定剤。

上田●ええ。実際減らしたら悪くなる人もいるわけなので。

八尋●すごくつらいっていいますよね、減薬。

徳山●減薬、地獄ですよ。注意点として言っておくと、薬を減らすと、イライラ、不安、幻聴、不眠が生じます。できるだけ減薬のデメリットを我慢して、耐えられなくなったら増薬する。ある時期我慢すると減薬した状態に体が順応するんです。

山梨●症状も出てくるけど体もだるくなるんですよね、めちゃくちゃだるくなる。

徳山●いちばんてきめんな症状は、眠れなくなる。僕は入院五回目くらいまでは何回も断薬しましたけど、そうすると三日まではなんとか三時間くらいは寝れるんです。一週間経ったらぜんぜん寝られない。

上田●一時的には薬を抜いちゃうと頭が軽くなったりスキッとした気分になるでしょ?

徳山●ものすごく爽快感があって、体が軽くなって、記憶力も言葉もぺらぺら回るようになります。そのあと一週間経ったらガクッとくる。

上田●一週間かかる人もいるし、一カ月くらいでそうなってしまう人もいるし、三カ月くらいは調子がいいけどもとかいろいろ。抗精神薬物っていうのは、よくわからんのだけれど人によって反応性がずいぶん違うよね。ほんの少量で効く人もいれば多くてもダメな人もいるし、もちろん薬の種類によっても違うし……あれ、なんでかなぁ……

徳山●上田先生が便利だったのは(笑)、説明書には長々と書いてあることをわかりやすく、臨床医として、薬を抜いた時のメリットデメリットを教えてくれたんです。僕はそれに対してチャレンジしていった。僕がチョイスした。選択したのは僕なんです。それ抜いてみよう、試してみようってことで。上田先生は正確な情報を教えてくれた。そういう医者はまずいないです。それから、僕はリスパダールを朝2ミリ夜2ミリだったんです。でも朝飲むと眠気が出てくるから、寝る前にいっぺんに飲めませんかねって上田先生に言ったんです。そしたら、それでも構わないよって。リスパダールの処方には書いてないですね。

上田●書いてないね。

徳山●でも上田先生は経験上、夜まとめて飲んでもいいよってことで。そしたらものすごく活動量が増えました。そんなことを教えてくれる便利な医者です。

山梨●害のない医者とつきあいたいですね。自分の主治医は害のない医者がいい、せめて。

上田●害のない医者っていうのは能力のない医者かもしれないね。

山梨●だって害のない医者がいちばん安全。そうなりますって、合併症にまでなって何年も生活してると。利にはならんもんね。

徳山●リスパダールをまとめて飲んでいいって教えてくれるのは良い医者です。先生は精神科医の知識をいろいろ僕に教えてくれるでしょ。

上田●教えたっていいの。要するに薬なんていうのは、代謝のハーフタイムがどれだけあるかという問題でね。長時間の作用を持つ薬は一回飲んだだけで構わない、だから最近は徐放剤とかOD錠[52]とかいろんなのが出てくるわけでしょ。

徳山●いま僕は寝る前に一回しか飲まないから、ホント楽です。飲めばコトって寝られるから、ある意

52　口腔内崩壊錠（oral dispersing tablet）。

味、薬ありがたいなって（笑）。

八尋● 飲みやすさも大切ですよね。例えば抗ＨＩＶ薬は、昔は数剤を一日三回飲まなくちゃいけない、服薬率が九五％以下だったらウイルス耐性をつくりやすい、耐性のあるウイルスになったら薬が効かなくなる、ほかの薬はまだない。一週間に一度飲めなかったらもうアウトです。だからみんな超人的に飲むわけです。そうしないと当時はもう死ぬという話ですからね。それを工夫して単剤に収斂してくる。そうすれば飲みやすさで生活が生き生きしてくる。飲み方や飲む回数を工夫することでコンプライアンス[53]が格段に上がる。

山梨● 実際は、医師と相談をしないで自分勝手に減薬される方がほとんどじゃないかと思うんですよ（図24）。失敗する方もいるかもしれないけど、失敗しては「これはまだ減らせない、だからこれくらい」とか覚えていくっていうか。

伊藤● 自己制御。自分流にやってみるという。

山梨● そうです。減薬に至る時は、例えばアカシジア[54]がひどくなったり、車の運転をしようにもできないとかなって、あまりにもこれ強いなっていうのがわかるわけですね自分で。で、減らすのね、少しずつ。ここまで減らせた、よしって。ある程度よくなるんですね。しばらく経

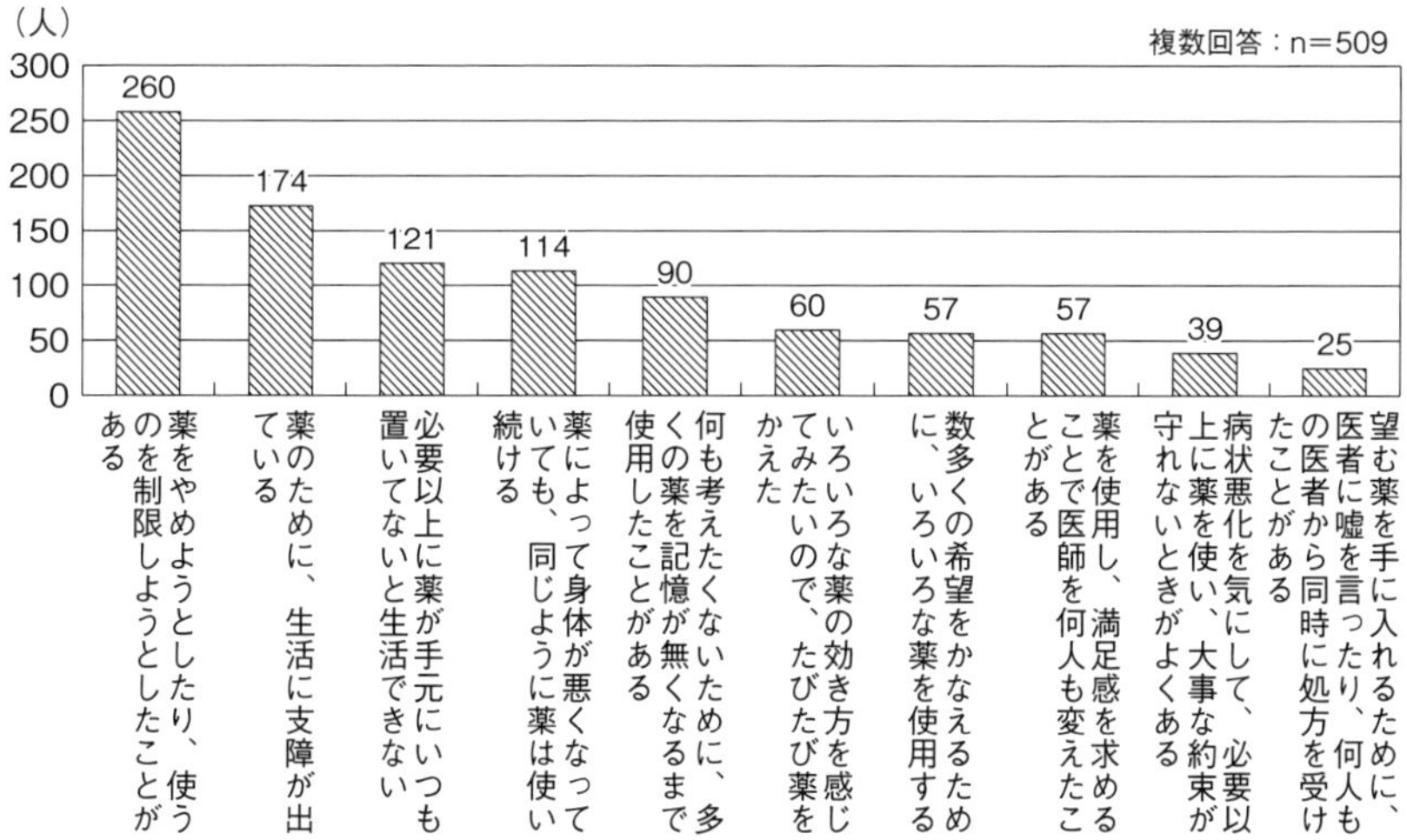

図24　薬物療法を利用していて、当てはまること
（2008ゼンセイネット全国調査より）

つとボンって悪くなるんですけど、それを何回か繰り返すと、ここまでは減らせるみたいなことがわかる。それが今の当事者にとっての減薬の主流ではないかなと思います。

ストロベリーママ● 私の場合は多剤からの減薬というわけじゃなくて、一錠だけ飲んでるのに、統計にもあるように（図20参照）私も一日中眠いとかだるいとかいろいろあって、でも自分ではそれが副作用と気づかない。それが十年くらい続いて、ある時にふと薬をやめたら体が楽になって、家事とかいろんなことができるようになったんです。気づかない自分も悪いんだけれども、医者も医者で、眠いとかいろいろ話した時に何も言ってくれない、薬を替えるとか何もしてくれない。それが副作用だったってわかるまでに十年かかった時に、いつも横になって寝てるばっかりの十年、この十年はなんだったんだと思いました。人生を奪われたような気がしています……。質問なんですけど、薬を出す時に基準とかあるんですか？　例えば患者がこう減らしてほしいというから減らすとかじゃなくて、こういう病気があってこれくらいの病気の軽さがあるから減らす、みたいな感じなんですか？

上田● もちろん要らない薬は飲まないほうがいいので減らすんだけどね。ただ減らす時には症状が出てくる、悪くなるというリスクもはらんでいるわけなので、その両方をみながらやっていかないといけない。

ストロベリーママ● 上田先生は全員に、例えば副作用とかは教えるんですか？

上田● こういうのが出てくる可能性があるから注意しておきなさいよ、というプリントを作っていて、渡しますよ。

八尋● 上田さん、ここまでの薬の話全体についてご意見としてはいかがですか。

53　（申し出・要求・希望などに）従うこと。承諾。追従。医療分野では服薬遵守のことをいう。

54　抗精神病薬による副作用（注35参照）。

上田● 聞いてると、極端には薬がいけないという話がある。確かに薬もある種の拘束だという考え方もあるし、それはそれとして正しいということはいちおう理解しているつもり。しかしやっぱり薬は作用、効果があるわけで、例えばさきほどの統計（図16）で見てみると、可能になったことで〝人付き合い〟とか〝近距離の外出〟とか明らかにいいところはあって、これはユーザーも理解してる——というふうに思っていいわけですよね。ということは、薬には効果がある、ただし薬には副作用がある、ということをまず前提にしないといけない。いま精神科医にいろいろ文句が出てきたんだけれども（笑）、いったいその本質はどこなのかということ。薬なのか——僕は薬じゃないだろうと思う。薬は必要なんだろう。ただ、薬が精神科の治療の全体じゃないということも事実。bio-psycho-socialという一つの健康に対する考え方があるとするならば、薬はある一部だけれどもやっぱり重要な一部であることは間違いない。だから問題は薬の使い方。あるいは薬を使っている医者が悪いのか、そのへんのところをはっきりさせないといけない。

山梨● 医者。

上田● ……だから薬が悪いわけじゃないわけよね。

山梨● 薬は必要なものは必要でしょう。適度に、必要でしょう。

上田● そうだよね。

徳山● 逆にいえば、僕は今リスパダールを飲まなかったら生活できません、はっきり言って。上田先生が出している四錠以下だったらたぶん再発しますよ。最低維持量で飲んでると思います。

上田● それはわからんところだけどね。

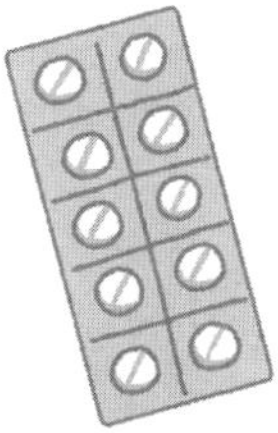

❖ 薬の中止は可能か ❖

八尋●今の議論を整理すると、ユーザー側は薬一つひとつのことを問題にしているんではなくて、処方というものが、そのユーザー一人ひとりの人生とか地域生活とか、病の背景とミスマッチを起こしていると。

山梨●そうそう、そういうことです。

八尋●確かに効く薬があって、ただ効くからといって使えばいいというものではなくて、その人の人生に見合った、その人の全体をみた、見立てに応じた処方をすべきではないか。そのちょうどいいところを把握しないと、人生機会を奪われてプラスマイナスの勘定が合わなくなる。こういう話ですね。

徳山●基本的に良くなったら抜くのが当たり前でしょ、薬を。

上田●だからそこの問題はね、精神科の話をするとわかりにくいから、例えば糖尿病とか高血圧という慢性の病気で考えてみればわかるように、薬で病状がいま安定してるのか、それとも薬を抜いてもまだ病気は安定してるのかっていう問題。やってみないとわからない。

山梨●僕は血圧の病気もありますから……糖尿病もありますけど、やっぱり抜きます。

上田●うん、抜いてね、抜いてみてやっぱり血圧がまた上がれば飲まないといけない。

山梨●季節によっても違うから。

上田●そう。だから、急性期の場合は別ですけれど、慢性期の場合には病状をちょっと軽くしていくことを目標とするお薬と、病状を安定したまま維持していくお薬と、考え方を二つ持っておかないといけないと思いますね。

八尋● ユーザーが「症状が安定してる」と言うだけで減薬は決められない。ただそういう時には、病状が安定してるのかもしれないので、様子をみながら少しずつ減薬していく、ということになる。

上田● そうせざるを得ないわけですよね。

ストロベリーママ● 薬を減らすとか増やすとかは個々人のその様子を見ながら変えていかないといけないけど、今は同じ薬をずうっと出してる医者が多いという現状があるから、それが問題なのかなと思います。

藤田● 僕は精神科は行ってないけれど、よく整形とか循環器病とかの患者さんの話を聞いてると、三カ月に一回とか四カ月に一回とか受診せずに「薬もらいに来ました」って言う。その時、じゃあ同じ薬を出しておきますっていう処方の仕方をする。本人の話をよく聞かないっていうのは他科もいま多いですよ。なかにはじっくり聞くドクターもいて、他の患者さんは待ってイライラするということもあるけど。やっぱりドクターとか患者さんによって薬に対する意識が違うのかなと。

八尋● ご意見いかがですか。

上田● 伊藤先生、助けてください（笑）。

伊藤● 山梨さんにしろ徳山さんにしろ、薬の副作用・有害性っていうことをすごく強調しておっしゃるし、薬は飲まないですむのなら飲むべきではないし、でも一方自分達はちゃんと飲んでるわけでしょう、必要に応じて。

徳山● 必ず飲んでます。

伊藤● だから、副作用もありながら飲み続けなければならない、その矛盾というかアンビバレンツというか、そのなかで自分が苦しんでいること、そして周辺の仲間たちからの薬への不安についての情報もある。その矛盾のなかからの怒りみたいなのものが医者にぶつけられているような気もするんだけど(笑)、それは当然のことであって、それでいいと思います。ただね、さっきエビデンスベースド[55]、科学的な根拠に基づいてっていうようなお話が出ましたけれど、物事はそう単純でなくて、二つあるんです。一つは再発の問題で、もし薬をある一定量、予防的な意味での処方を続けなければ、二年なら二年あとに統合失調症の場合だいたい六〇～七〇%再発する、飲んでる人は二〇～三〇%で終わるっていうデータ[56]もあるんです。一方、昔の、薬のない時代の統合失調症の人たちの経過と、薬が開発されてからの経過が、例えば再入院が減ったり生活の質が全体として上がっているかを長期でみるとあまり違わない、そう主張する学者[57]もいるわけ。だから非常に難しい問題なんです。ただ僕ら現場の、臨床の患者さんとの場面では、長い目でみたメリット、デメリットはわからないけれども、当面、薬を飲んでたほうが幻聴などによるつらさを軽くできるし、再入院を防ぐという意味でもいいんじゃないかな、っていうことで飲み続けることを勧めてるわけですね。もちろん本人に、再発してもいいからいらないって言われれば強制することはできません。

薬の上手な使い方

八尋● 薬の害悪を強調しすぎて飲まなくなるのは本末転倒の話になりうると、こういうことですよね。薬の処方のあり方を個人個人についてどういうふうに管理をしていくか。例えば急性期はちょっと多め

55 エビデンスベースドメディシン（ＥＢＭ：Evidence-based medicine） 科学的根拠に基づく医療などと訳される。診断や治療を、経験だけに頼らず、臨床研究で得られた疫学的・統計学的な科学的事実を活用し、患者にもその根拠を提示して妥当性の高い医療を行うこと。

56 Valenstein, M., et al : Pharmacy data identify poorly adherent patients with schizophrenia at increased risk for admission. Med Care 40(8), 630–639, 2002.

57 1) Achté, K.A., Apo, M. : Schizophrenic patients in 1950–1952 and 1957–1959. A comparative study. Psychiatr Q 41(3), 422–441, 1967.（薬物療法導入前と後の時代の三～五年間の再発頻度の比較研究）
2) Yrjö O. Alanen., et al

だけれども、最終的にもっていくレベルまで減薬していく。減薬することを前提に、その人に見合う薬の量をどう調整するかという観点からやっていく。そうすれば相互理解ができるんではないかということですね。

山梨● それはよくわかるんですけど、この統計「薬の効き方に関する医師とユーザーの理解と受け止めのギャップ」（図19）で見るように、〃治療の見通しについて〃も〃薬の選択肢について〃も〃薬の副作用について〃もだいたい半数が説明されてないわけですよね、そのなかで相互理解なんてあり得ないわけです。言われていることは理想ですよ。

伊藤● お互い情報が充分に共有された上で同じ目標に向かって進むという状況になっていないから、それが象徴的に薬の問題として現れてきてるんだろうと思います。

山梨● だからその、されていない半分の人たちが、わからないから勝手に薬をやめてみたりしてまた再発する。じゃあそれはどこから発しているかっていったら、処方医ですよ。別に患者から発してるわけじゃないですよね。よく患者が悪いとかいうけど、この統計から見たら少なくとも情報共有できないのは、ちゃんと説明をしてないから共有できない。

伊藤● それはその通りだと思う。

山梨● だから、ドクター側が提示して、教えて、情報共有するっていうやり方のなかで、その人が実際に体験している時に、それはこういうことだ、だからこうだということをちょっと説明してくれればもっとわかりやすくなるんじゃないかなと思うんです。「再発したね、入院したね」じゃなくて、それはこうだっていう説明、情報がほしい。患者会活動っていうのはそういう試行錯誤のなかから一つ

(eds)：Psychotherapeutic Approaches to Schizophrenic Psychoses: Past, Present and Future. Routledge, 2009.（薬物療法が急性期の対症療法としては有効だが、長期的には自然の疾病経過に影響を及ぼさず支持的な環境療養の方が良い経過をもたらすという主張の本。薬物療法を行わないゾテリアハウスという有名なヨーロッパの治療実践）

ひとつ学んでいくのが多いんです。そのへんの情報共有の仕方、医者と患者会のなかの情報をうまく合わせたような共有の仕方ってないのかなって思うんです。お医者さんからの情報共有ってなんか「教育」みたいな感じになるんですよね。そうすると患者のほうは、オレは違うってなりがちだから、何かうまい方法ないですかね。

伊藤● そうだね。具体的にそれをどう改善すればいいかっていう問題だけど、もともとダメな医者は別として、例えば五分間診療がもうちょっと改善されて、患者さんからの情報のフィードバックをゆっくり聞いて、その上でお互いに処方を決めていく。それと、飲まなくてもなぜ飲まなかったかということを、医者のほうにきちっとフィードバックできるような雰囲気あるいは治療構造、それができてないのがもう一つ大きな問題。薬飲まないって言ったら入院させられると思っている患者さんもいますね。患者さんをそう思い込ませたのは医者やスタッフや家族ですね。それから、本当は飲んでほしいけど患者さんが飲んでないとわかった場合に、それ捨てないでくださいねって言うんです。それで、具合悪い時に自分でちょっと飲むようにって。みなさんいま上手に使ってますよね、薬を。だから残ってるでしょ、飲まないから。

山梨● そうしてます。

徳山● 僕は確実に処方通り飲んでます。

八尋● 頓服風に使うということですか？

伊藤● そうそう。飲んでなくて余ってるはずだから今日はその分出しませんけれども、残ってる分はとっておいてくれよと、そして一定期間過ぎたら捨ててくれと。ほかの人が間違って飲んだら困るからっていうような言い方でね。飲まなかったっていう事実も、治療関係を深めるのに使えるんですよ。

徳山● 飲まなかったらどうなるかっていうことがわかるからですね。

伊藤● まだ失敗した経験がない人はわからないと思いますけど、でも飲まなかったために再入院になっちゃった人はたくさんいるわけだから、そういうことも説明しなければなりませんしね。それから……日本は多剤大量療法が多いっていうのは確かにその通りなんです。原因としては、さきほど儲かるからっていう話をしてたけどそれはちょっと違う。というのは、入院の場合は病院の中で処方を出しますからたくさん出せば仕入れとの差額が病院の収益になりますけれどもその差は小さくなってきてますし、ほとんどの外来は院外処方でしょ、いま処方箋料っていうのは一定ですからたくさん出すから儲かるっていうことでもないんですよ。

山梨● 話を折って悪いですけど、その病院の隣に必ず薬局がつくってあるじゃないですか。

伊藤● ああ、そういうことはありますね。

山梨● Aっていう病院の薬はここでもらってくださいって。そこの在庫を見ながら処方するんじゃないですか。

伊藤● そうかそうか。確かに薬局と結託すればね。

山梨● そうでしょう?実際は。

伊藤● ただ、今は処方の内容、技術料みたいなことで収益が上がるようになってるので昔ほどではないですよね。それより薬が増えちゃうのは、医者のほうが症状コントロールを薬だけに頼ろうとするからで、それがいちばんの問題です。利益の問題というよりはね。精神科特例とか、外来の収益が数をこ

減薬のポイント（精神科医に向けて）

わが国では、まだまだ多剤服用・大量処方が多いと言われています。徐々に単剤少量処方が増えてきていると思いますが、なかなか症状がよくならない場合に、薬の種類や量を増やしてしまうことが私にもあるし、外来での減薬を考える時に再発のリスクを考えると躊躇したりなかなか減薬が進まなかったりすることも事実です。

しかし、症状がある程度安定した場合かつ症状の再燃にならないならば、できるだけ単剤・少量の処方を目指すべきであることは間違いないと考えます。平成26（2014）年10月から、3種以上の抗不安薬か睡眠薬、または4種以上の抗うつ薬か抗精神病薬を処方した場合には、保険点数の減額ということになり、今後多剤処方は減ってくると予想されます。

なぜ減薬が難しいかというと、減薬にともない症状そのものが悪化するリスクがあるだけでなく、一時的な不調・不具合が出現するのが普通だからです。つまり、精神症状が安定していることは、薬物と脳内伝達物質とか受容体がある種の定常状態を形成していると考えられ、減薬によりその状況に変化が起こる（つまり不安定になる）わけで、その過程で患者さんにとっても一過性ではあるがいろんな不調や不具合が生じるのだと考えられます。このことは、当事者も医師もまず覚悟する必要があると思います。

この意味で、減薬のメリットや減薬方針を両者が共有すること、別の表現をすると減薬に関する説明がなされ、当事者もこれを理解し同意することがまず減薬の第一ステップだと思われます。そして、減薬する場合、処方する側もそれを受ける側にも不安があるので、まず減薬して症状悪化や不調となった場合のサインや、そんな時どう対応するか伝えることが必要です。

そして、実際に減薬する時には、薬剤を少しずつ減量すること、一錠といわず半錠からでも始めることが一般的には良いかと考えています。そして、減薬を始める前の状況にある意味で体が慣れているので、減薬を始めると数日から1～2週間くらいの間は、離脱ともいえる体の不調や気分の悪さもあるので、多少不安になったり症状が悪くなってもそのまま維持して様子を見ることも大事かと思います。（上田）

なすことで成り立っているということがありますから、薬を出すことがいちばん効率的なのです。人件費を抑えるには薬が便利なのです。

ストロベリーママ● 医者は、本当は薬以外でも治療できるんだけど、大勢みていて時間がないから薬を出すんですか……

伊藤● いちばん早いですもんね、お薬でコントロールするのがね。もう一つ、製薬企業の問題があるんです。製薬企業は薬をたくさん消費させたいわけで、激しい売り込みが当然あります。それに医者が巻き込まれる。多剤大量療法になる背景っていうのをきちんと整理して、それを正常化しなければならない。厚生労働省のほうもそこはある程度わかってきていて、例えばあまりたくさんの種類の薬を使うと診療報酬[58]を下げる仕組みを導入しようとしています。

上田● そうですね。

伊藤● ただまだ政策も追いついていないし、医者のほうの感覚も旧態依然たるものが残っているのが事実です。それがみなさんのデータで指摘されてるところなんです。

山梨● お医者さんがどうしていいかわからないんじゃないですか？悪いけど。薬を、どう少なくしていいかわからないんじゃ……

伊藤● 増やすことは簡単だけれど、減らすにはものすごい根気、不安、そして長い時間を必要とします。減らす理由、減らしたらどんな問題が生じうるか、患者さんと家族に充分説明しなければなりません。

徳山● 二年かかりました。三十錠から四錠に減らすのに。

58　二〇一四年度の診療報酬制度の改定で、同年十月から、一回の処方で、三種類以上の抗不安薬、三種類以上の睡眠薬、四種類以上の抗うつ薬又は四種類以上の抗精神病薬を投与した場合、①これまで算定できていた精神科継続外来支援・指導料が算定できなくなり、②処方せん料、処方料、薬剤料についても保険請求点数が大幅に減ることになった。

伊藤●　そうでしょ、徳山さんは二年かかった。それにしても三十錠なんて極端すぎる。よく飲んだね。

徳山●　二十何錠のんでました。

伊藤●　まじめだねぇ……。

契約という考え

八尋●　野中さん、薬の問題に関していかがですか。

野中●　薬のことでいうとね、私、抗がん剤やめたんです。緩和ケアに入ったわけ。抗がん剤というがんを治す薬は副作用がとても強くて、がんを治してるのか命を縮めてるのかもわからないんですね。がんと闘うことをやめて抗がん剤をやめたんです。今のがん治療の考え方は、がんだから抗がん剤、じゃなくて、いろいろながんがあって、それぞれステージがあって、性質も違って、それに対してどれがベストチョイスなのかが大事なわけです。抗がん剤を使うとこうなって、使わないとこうなるということをちゃんと伝えてもらって選択するっていう話なのです。精神保健もそれと同じことだと思います。だから、統合失調症だから抗精神病薬っていう一対一の関係ではなくて、統合失調症を持つ人の症状や考え方それと生活背景などを総合的に考えて、治療薬を選択する必要があります。

八尋●　いかがですか。

山梨●　統合失調症の抗精神病薬もいろんなタイプが出てますよね。前は一つポンって飲ませてましたけど、いま例えばエビリファイ®[59]を飲んでる人は、幻聴とか症状は多少残ってもいいから車の運転したいとか就労したいとかいう人。リスパダール®とかジプレキサ®[60]だと眠気がけっこう強かったりして

59　一般名アリピプラゾール。非定型抗精神病薬。
60　一般名オランザピン。非定型抗精神病薬。

車の運転とかしにくくなってくるけど、それでやりたい人はそれにする。少なくともどの程度の回復でいいやっていう形で使われてる例はだいぶ増えましたね。

徳山●　契約っていう言葉は正しいと思いますね。僕は家には仏像とかいっぱいあって水晶とか集めるのが趣味で、今でも妄想は完全にあります。幻聴もあります。でもやっぱり現実認識ができているから、社会生活のトラブルはあんまりない。幻聴妄想をとろうって思ってないから。幻聴とるぐらい多量の薬を与えられたら動けないと思います。そういう意味でいえばほんと、医者との関係のなかでどこまでの治療を望むかっていうことで契約だと思います。野中先生が言われたからだけど、私はここまで治してもらいたいっていう契約っていう考え方は非常におもしろいなと思いました。

山梨●　ゴールが見えない治療よりもいいよね、ここまで治してほしいって。ずうっと格闘してないですむもの。

上田●　病気が治るという抽象的な概念じゃなくて、具体的に、例えば眠れないとか、幻聴で自分が動かされるとかいうことから目標を設定して、治療契約を結ぶ。そうしないと逆に、「私をしあわせにしてください」って言って外来に来られても我々は困るわけで。極端な言い方だけどそういう患者さんもいるわけよ。医者のほうも、白衣というふうな幻想を——患者さんからしてみれば、ですよ、脱ぎ捨てて、私はここまでしかできませんよと、ここはできませんよと、それでいいですか、という契約をしなければいけない。逆にいえば患者さんは、だいぶクリニックとかできて医者も増えたわけだから医者を替えればいいわけであって……簡単じゃないかもしれないけど。

山梨●　替えても結局おんなじなんですよ。

藤田● 医者は替えていかないとダメ。現状では無理かもしれないけど、やはりそれは目標を持ってきちっとやっていくべきだと思う。

上田● 僕も替えないといけないと思うけどね、そうやってチョイスすることによって、医者をまた教育できるんじゃないの。

藤田● 薬物療法だけなのか、薬物だけじゃなくてほかの対症療法もあるのか、薬物も含めて生活力を失わないように背景をきちんと把握した上で見立ててくれるのか。やっぱりそういう意味では契約っていうのは一つの考えなのかなって思います。

❖ 病気になってから獲得した力 ❖

第7章 地域で生き抜く

八尋● ここにおられるユーザーのみなさんは、いわば地域生活を勝ちとっておられるわけです。その今の生活についてお話しください。まず徳山さんは、上田さんと良好な関係を築いて、つまり今は自分にとって精神科医療が使い勝手のいい状態になっているんですが、退院して地域で生活を送るということは自殺をしようと思った時とまた似たような状況になるわけでしょ。それをどうやって乗り越えたのか、今の生活をどんなふうに保っていくのか……

徳山● 山梨さんも感じているかもしれないけれど、僕は結構きびしい状況のなかでゼンセイネットの代表をしてますけれど、当事者や患者会で、統合失調症で代表をしている人はほとんどいないです。僕は統合失調症のなかではかなり能力が高いほうだけど、それはある意味、病気になった後に獲得した力なんです。

八尋● それで生活の基盤のことを聞きたいんです。この本を読む患者さんやユーザーの人たちは、この点にいちばんの関心を持っておられると思います。月どれくらの生活費で、どんなふうに工夫して生活をされているんですか。

徳山● ゼンセイネットの活動で使うお金は別として、だいたいは食事です。一食だいたい三百円から五百円、七百円は高いと思う。自炊するとかえって高くつくのでスーパーの閉店間際の四割引とかで次の朝飯まで買っておきます。金銭管理はかなりできてる。ゼンセイネットの活動費があるので生活保護にちょい色気がついた十三万くらいでやっています。

八尋● アパートですか？

徳山● アパートです。家賃が二万八千円、電気がだいたい冬場が三千円夏場がエアコン入れて八千円、水道代が二千円、ガス代が二、三千円、自炊しないから。そんな感じです。

八尋● あとは食費と被服費？

徳山● あとは結構やりくりして、遊ぶのは使ってますよ。でもそんな形でやってます。

藤田● アパート二万八千円って、それ保護（住宅扶助）でしょ？

徳山● 保護です。

藤田● それ、十三万と別じゃない？

徳山● 中です。中に入ってる。だから小遣いは五万円くらいですか。

上田● いいほうだねぇ（笑）。

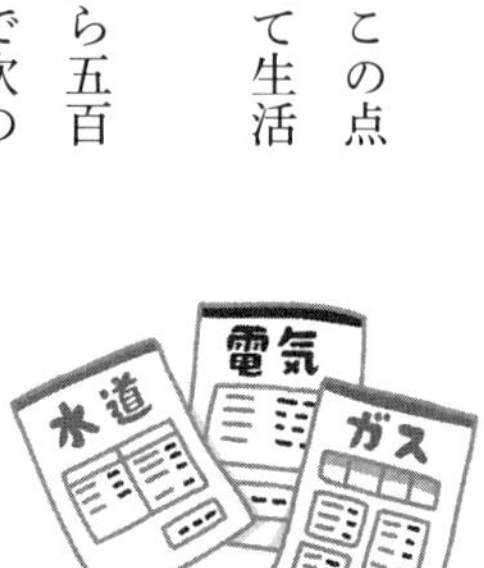

八尋● 生活破綻することないですか、経済的に。

徳山● 前にクレジットカードを内緒で持っててお金を借りて、一回破綻しかかって山梨さんには迷惑かけたけど、その時は妙に講演の依頼が来たんで、荒稼ぎして自力で返済しました（笑）。それ以降は懲りてクレジットは使いません。

❖ やることがある幸せ ❖

八尋● では山梨さん、結婚して落ち着いてからの家族の生活全体のことを聞かせていただけますか。

山梨● まず、親とは決別しました。子どもを連れて行ったり二回くらい実家へ行って会ったんですけど、結果的に、ああこんな親、見限ってやるって。この親ありきでオレはそうだったんだって気持ちもあっさりしたし、やっぱり離れててよかったと。もういないものとして、あとはもらうものはもらおうと（笑）、それくらいですね。今の家族との生活は……障害者だから子育て大変でしょうとかいろんなふうに言われるんですけど、子どもはあまりにも普通だし、子育てって普通の人も大変だと思うんですよね。それに僕は比較的そういうところができて、例えば子どものショートステイのプランを作って自分で市に働きかけて、制度をつくってもらって利用したりしましたから。ちょっと淋しいことは、小さい時に親が離婚してるから兄弟像もないし、しっかりした親の像もないから真似る基礎がなくて、行政の人だったり保健師さんであったり、そんな人に聞きながら子育てしてます。

あとは当事者運動。僕は退院した途端に始めてたんですが、当時は運動でもしてないと気が済まないんですね。父親と、もう一つそれまでの院長の権力みたいなのがおそらく背後霊みたいにかぶってるから、ぶつかってる何かがないとだめなんですね。それが功を奏して今までずっと――県連ができたり、比較検証したり、宿泊研修やったり、いろんなところの委員やったり役員やってみたり、当事者連中といろんなことしてきました。いま地域生活はごく普通にやってるんだけど、その余裕ができたのはゼンセイネットの統計調査を収益事業に切り替えてからですね。それまでは事務局自分一人体制で、調査、入力、レイアウトから校正と体を悪くするまで……

徳山● 三回くらい倒れたよね。

山梨● 倒れてますね。気がついたら口から血がしたたってたり。収益事業に切り替えるって決めて、事務所も借りちゃって後戻りできない……。幸い一年くらいでノウハウができまして、収益事業に切り替えることができました。その時に職安に一般事務の求人を出して、人を雇うようにしました。もちろん社会保険もみんな払ってますよ、その収益事業のなかからお支払いしまして、そうしたら自分に全部の事務仕事がこなくなったから、体が少し前よりは楽かなって感じですね。

で、いま思うんですけど、人間、やることがないってことは本当に不幸せ。毎日やらなくちゃいけないことが必ずあるから自分はまだしあわせだなと思います。家庭もそうかもしれないけど、仕事もあるじゃないですか。今日は統計の入力業者が朝七時に納品に来て、こうしてああしてってやってきて。来月から編集、分析。その結果を持って、例えば学会に発表に行ったりとかね。みなさんの、アンケートに答えてくれる千人の言葉を、現状を集めて「こうですよ」って示す。それは他愛もないことかもしれないんですよ、もしかしたら。でもそれをずっと二〇〇二年から毎年やってると、結構おもしろくなってきてね。対象者はほとんど同じだから、統計の積み重ねからだんだん変化がみえるで

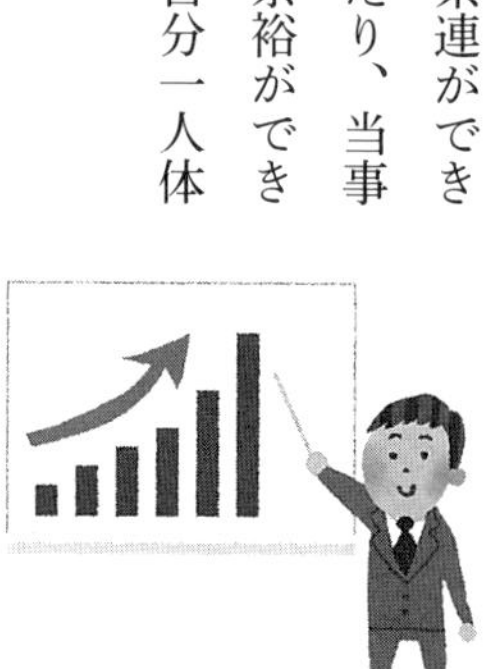

しょ。それが、専門家が出してるのと「おっかしいなぁ、だいぶ違うぞ」って思いながら……こんな発見。だからもう一つは発見ですね。やってるおもしろさっていう発見。こんなの統計で出てきたぞって。確かに臨床の専門家がやってる統計は違うんだけど、でも当事者からはこれが事実なんだって思うじゃないですか。確かにこれは偏ってるかもしれないけど、僕らもしくは彼らはこう思ってるんだっていうのが出てくると、それはすごくね、「いいよ、いいねこれ」って思えるようになってくる。初めはただの数字だったんだけど「いいね」って。そういう自分が残っていることがまた少ししあわせかなって。まあそんなことですかね。

❖ 家計管理のこつ ❖

八尋● ではストロベリーママさん、ご家庭の経済的な状態を教えていただけますか。

ストロベリーママ● うちは主人と小学生の子ども二人の四人家族で、一カ月では家賃とか全部入れて二十四万くらい。うちは「食費」「レジャー費」とか複数通帳があって、それで食費はどれくらい光熱費はどれくらいって一つひとつ分けてます。それぞれどれくらいかかってるか今すぐはわからないけど。

八尋● ああ、そういう工夫をしてるんだ。生活費とか費目で分けるっていうのはどういうことから始められたんですか。

ストロベリーママ● 結婚した時に、主人がそうやって金銭管理をしてて、それがいちばん簡単だって教えてもらいました。家賃は家賃、食費は食費、引き落とし口座は引き落とし口座、積み立て預金はまあ一万円ずつしようとか、そういうように分けていたんです。だからそのまま。

八尋● それは、例えばお給料もらうとするじゃない、十三万。それを入れる金額を決めてるわけ？

ストロベリーママ● そうです。もらったら全部分けて入れるんです。だからそれが防波堤になって、例えば食費が足りなくなってもほかから移すこともできるんです。

八尋● 出し過ぎてるのもわかりやすいと、減り方で。

ストロベリーママ● はい。

伊藤● 几帳面じゃないとできないね。

ストロベリーママ● でも最初に入れるだけであとは記帳すればいいだけなので、家計簿より楽かも。

八尋● そうすると、理屈っぽいけど財布も同じようにいるんじゃないの？　例えば食費は食費からお金出さなくちゃならないでしょ？

ストロベリーママ● ああ、だから一回一回、例えば一万とか二万とかじゃなくて一日に――これは今は守れてないんですけど、一回一回キャッシュコーナーに行かなきゃいけない。それが節約になるというか無駄遣いはしないコツ、みたいな感じです。昔は、子どもが生まれた時は一日千円とか二千円とかでした。

徳山● そのころ遊びに行ったら、旦那さんがスパゲティを茹でてレトルトのソースをかけて、僕の昼食はこんなもんだよって言ってました。一日千円で家族四人やってるよって。

八尋● なるほどねぇ。そしたら食費で使った分を下ろして、現金で補充しておくと。こんな感じね。例えばその日に三千七百五十円を食費で使ったと、そしたら三千七百五十円を補充する。まあ千円でもいいんだけど。

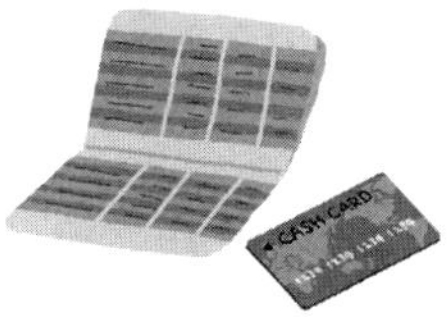

ストロベリーママ●　千円しか使わないんです。一回にそれ以上使わないということです。最近は子どももよく食べるようになったから千円じゃないですけど。最初は金銭感覚をつけるために小さい金額でやるんですけど、ある程度感覚がついたらもう一万円下ろしても大丈夫なんです。結婚して十五年になりますから、十五年やっているともう慣れてくるので、「今日は使いすぎたな」とか考えて使えるようになります。

相談があればどこへでも

八尋●　なるほど。では藤田さんお願いします。

藤田●　僕はいま就労らしき就労はしてなくて、あるのは障害者年金と厚生年金、プラス配偶者の加算と手当ですかね。あとは配偶者が仕事していますので。もう子どもも理学療法士として働いています。まあ僕を見て来てかもしれないけれど。半分うれしいですけどね。そういう点、いいところもあるし、悔しいところもあったりするんですけどね。生活費は月に食費で一人二、三万くらいかな。あとは電気代とか。余暇活動は――例えば映画を見に行ったり遊びに行ったりにはまったく興味がなくて、いつもパソコンとにらめっこして、ああ、今日はゼンセイネットの書式作らなきゃいかんとか、あれを書かないといかん、期日間に合わんとか（笑）。あとは自分のところの自立生活センターとかほかの関わりのあるところの仕事をするので、ぼーっとすることはないですね。最初僕は夜中の二時とか四時とかまで仕事してたんだけど、体がついてこないし、それに二十四時間介助者が要るから介助者がつぶれちゃうんですよ。だからそれはもうやめて、早く休んでそのかわり早く起きようみたいな感じ

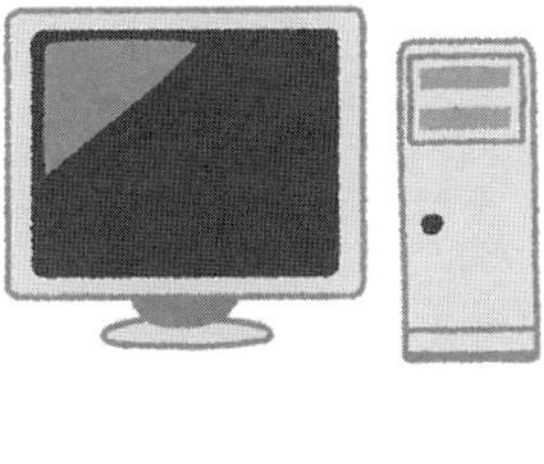

でやってます。朝は血圧とか計るから実際に起きるのは五時半かな、その後ぼうっとして——起立性低血圧みたいになってからだ動かないですから——六時半頃起きて、それから着替えて八時くらい。その間にパソコン立ち上げてプリントして、その後は相談の電話とかがかかってきて。相談受けたら県外でもどこでも行ってるという状況で。まあそれがあるから生きていられるんだなぁという、そういう現状です。

❖ 自分の意思を言葉に ❖

八尋● みなさん一人一人がモデルになると思うんですけど、いま入院していて、あるいはいま発病して不安におののいて「私はどうなるんだろう、もうこのまま普通の生活は送れないのかしら」そういう絶望の淵にある人たちに、こうやったらいいんだよって言えることをそれぞれお願いします。

徳山● 一つ言えるのはですね、僕たち——僕みたいにべらべら喋るのってほんとに例外なんですよね。大多数の精神障害者の人たちは羊たちみたいに沈黙してるんですよ。発病以前はよくしゃべってたのに、言葉を失っている人、自分の言いたいことも言わなくなった人たち、またはなんでも人に任せてしまう人たちが、社会的入院の人たちにいっぱいいるんです。自由意志を持てなくなった人たちがいっぱいいるんです。そういう人たちに言葉を開く、失った言葉をもう一回取り戻すトレーニングをしなければ、社会のなかで生きていけないと思うんです。自分は何をしたい、何がほしい、そういうことを言う作業、トレーニングを、リハビリテーションでしてほしいと思います。それをしなければ復権はないと僕は思う。言葉っていうツールを使えるように訓練するのがいちばん早道だと思う。

山梨●　今の話をまるごと、家族のもとにいる人にしてあげてもいいと思います。ご家族と一緒に暮らしていて共依存になっている方は言葉を失っていてね、自分がこうしたいあしたいとか言わないんですね。やっかい者意識がある。それはどうにかしなければいけない。それからほとんどの人が、本で読んだこと、どこかの講演で聞いた話、誰かが言った話をそのまましゃべる。自分の考えはなんにもないんです。それは、いちばん安全だから。でもそれでは自分の人生っていうのは手に入らないと思うんです。これは批判的に言っているわけじゃなくて、自分の言葉を取り戻して、自分の言葉でしゃべっていただきたいと思うんです。そのためにも、良い悪いは別としてその本人の意思を尊重して、少し失敗してもいいから手を貸してやって、少しでも自分というものを取り戻して地域で生きる道に戻すには、やっぱり患者会は大切だと思う。僕たちも当たり前に、誰かが入院したら面会に行って、必要であれば保証人になってアパートを世話したりするし、入院して助けてくれって言えば脱走の手引きもしてきたし。でもいま残念ながら患者会っていうのは施設の一部になってしまっている。それがすごく私にとっては悲しい出来事だなって思いますね。これは障害者自立支援法が施行されてからです。いまの施設の状況とか見ていると、どうなのかって思う。

上田●　言ってしまうと、第二病院になってるっていう。

山梨●　そうなんです。でもまだ今のうちだったら、みんなが疑問に思えば変えられるかもしれない……

❖ 地域で生活すること ❖

八尋●　藤田さんどうですか。

自立支援法による影響

今は障害者総合支援法と名称変更されましたが、障害者自立支援法という名前で施行されてから、環境が大きく変わったと感じています。

端的に言えば、自立支援法が施行されて、家族会も弱体化し、共同作業所もA型・B型に移行し、地域活動支援センターは別として、利潤を上げなければ潰れる時代になりました。

私は、家族会の通所授産施設に1993年から10年、通いました。今から見ればのんびりした時代で、生産効率などはあまり問題にせず、自由に作業中にもおしゃべりができ、遊びもあって楽しかった。そんな時代に熊本で患者会をつくりました。干渉もなく自由に活動できていました。今は工賃を上げることを国から強制されて、作業所は忙しく汲々としています。病院や作業所では管理のためにピア・カウンセリングもどきのものを職員がしています。職員の影響が大きくなり管理が強くなっていると感じます。車のハンドルにも遊びがいりますが、その余裕が全体になくなっています。

患者会では自立して意思決定しているところはどんどん少なくなっています。自立支援法以前はその患者会の個性が地域地域にあり、独自性がありました。今、病者としての自覚がある患者会がどんどん少なくなっています。私は自分が病者であることに誇りを持っています。精神病の回復は、決して健常者と同じになることではありません。脳の機能を薬で壊された、あるいは薬で調整するのと引き換えに副作用を被らざるを得ない病者には無理です。自分を病者として受け入れ、新しい自分の可能性を見出すことが精神病からの「回復」ではないでしょうか。でもその前に、あたかもその実現を阻むかのように「就労」という流れにもっていかれてしまう。でも自立できる就労に結びついているとは思えない。

残念ながら私たちゼンセイネットのメンバーにもその流れにさらわれてしまった人がいます。最終的に、自己責任を引き受けられる仲間しか残りませんでした。言い換えれば、そういう心から信頼できる人だけが残ったということでそれは結果的によかったのかもしれませんが、周りの状況が厳しいことは事実です。（徳山）

藤田● 他科でも、病院の医療ソーシャルワーカーとか作業療法士、理学療法士といったリハビリの関係者から、ある人が入院して半年一年近くなるんだけど、本人がやっぱり家に帰って何をどうしたらいいのかとかまったく前が見えないんで、相談にのってくれる？っていう電話が結構あるんですよ。そうやって病院側が橋渡しをしてくれれば、僕らが情報を伝えることも支援することもできるけど、やっぱり病院がなかなか情報を持たないし、地域の社会資源もなくて、頸損とかＡＬＳ（筋萎縮性側索硬化症）とか結果的には家に帰れない。僕が頸損になった頃はまったく情報がなかったですね。僕の場合は運が良かったから、ヘルパーさんを使えばなんとか生きて行けることで、自分で学んだり仲間から教えてもらったりして生活の知恵をつけていったけど。

地域社会に対しては、近所の人と仲よくなれるんですよね、お店の人も。たまに外から帰る時に挨拶するんですよ、向こうも覚えていて「ああ、こんにちは」って。地域に対しては積極的に声かけをすること。あとは相談相手を持つこと。同じ障害を持つ人じゃなくてもいいんですよ。例えば僕のゼンセイネットとの関わりは、ただ統計調査の仕事とか人権とかじゃなくて、人間の、仲間の生き様を見ているわけです。過去の背景も知っているし、彼らから将来なにをやりたいかという展望を感じているんですよね、肌で。身近にそういう、人として、障害を持つ、持たないは関係なく、特技を持った人がいること。活動のスタイルは様々あると思うけど、なんらかの形で関わってこちらから情報を出す。啓発活動という意味でもアンケート結果を持っていろんなところに出て行く。例えばイベントがあれば調査結果の本を売りに行くとかね。そうしていくなかで、精神障害者でもこういう活動ができるんだとかいうことで示せる。障害者の受容とか拒否とかいろいろあるけど、自分の周りに話せる人がいるかいないかですよね、そこは一つポイントかなって思ったりしますけどね。

それぞれの責任の果たし方

八尋● 今のお話を受ける形で、医療側からアドバイスというか、障害を持ったり病気を持ったままで地域で生活することについてメッセージなどいただけますか。

伊藤● 僕がいちばん期待するのは……もう少しカミングアウトする人たちが増えてほしい。確かに、差別とか偏見――我々の責任もあるんですが、精神障害っていうことで本人自身が落ち込んでしまって元気がなくなっちゃう、隠してしまう。だから自分の体験を語る人たちが増えるということ。ここにいる方たちほど積極的にしなくても、精神科に通ってるということを普通に近所の人に話せる……まあそれはすごいつらいことだと思いますけども、そこのところを突破する人たちが少しでも増えてほしい。そうしないと医者がいかに偏見差別を解消しましょうって言ったって、よくなりっこない。やっぱり当事者たちにたくさん声を上げていただくしかない。そこがカギ。政策を変える場合も医療提供者側の一方的な主張だけで決めていくような現在のやり方から抜け出さないといけない。障害者自身が強くなって、それを全体の問題がよくなるほうに生かしてほしい。みなさんからいろいろなお話を聞けましたが、活動がさらに広がってほしいと思いますね。実際の長い闘病生活のなかで得られた話は非常に説得力がありますが、自分が医者として患者さんにいろいろ支援するつもりで話しかけてることが実際はそれほど役に立ってないね（笑）。そのことは前から気づいていて、困り抜いたら「ちょっとこれ読んでみてよ」って言って当事者の書いた本を持ち出して貸してあげることがあります。ここにあなたの疑問を解く鍵があるかもしれないので、感想聞かせてくれって。もしよかったらほかの患者さんにも読ませるからって。診断の話とか「見立て」とかいう言葉もありましたけど、医者もそういう当事者の生々しい話をきちっと理解して、それを患者さんに伝えて、一緒に考えていくということも大事。

でも、そこから精神科医療の構造的問題が変わるわけではないので、医療法、精神保健福祉法、医療観察法を見直して、精神医療や障害者福祉の仕組みを変えていくことができるかどうか。医療提供者が主導権を握って法律のあり方を決めてしまう、この国のあり方が変わらないと当事者の活動も報われません。

上田●　今の伊藤さんの話でだいぶ集約されてると僕も思いますね。今回こういう形で話をしてもらえて、「ああそうかな」と思うことが僕自身いくつかあるわけで、それをもう一遍こっちも考え直してみようと思ってますし。やっぱり社会的な問題だとか政治的な問題だとかいろんな問題がたくさんあって、それはある意味どうにも我々の力だけでは、もっと言えば僕一人の力ではどうにもならないところがあるんだけれども、そこのところを吸い上げてもらわないと、我々も動く動機にならないわけで。ちょっとあんまり悪口を聞くのはいい気分にはならないけど(笑)、しょうがないだろうと思ってます。だから、あなたたちも傷ついて倒れないようにぼちぼち、宮崎弁でいうと「てけてけ」で。

八尋●　野中さんいかがですか。

野中●　もちろん総力戦でやらないとダメなんでね。そのなかで地域社会の人々の考えが変わっていくために大事なのは教育なんですよ。義務教育でちゃんと精神保健のことを教えることになっているのだけど、実際にはやってないし、やれる状況にない。国はちゃんと国民全体の精神保健対策をやるべきなんです。まあ精神疾患も五疾病五事業[61]の一つになったので、それを手がかりに教育もきちんと進めるべきですよね。

一方、我々専門家としては、臨床現場できちんとやらないと、どんなに制度がよくなっても今度は自分達の現場のレベルが下がってると恥ずかしいね。でも下がってるんですよ実際に。だからどうやったら臨床現場を患者さんの役に立つものにできるかっていうところを提言できないと、責められるのは結局医者なんじゃないですか。医者はそういう意味では臨床現場もやれなくちゃならないし、社会全体をつくりあげるっていうことも一つの仕事なんですね。やっぱり現実を変えないといけない。それを提示していくのが大事だと思うんです。

上田● 臨床の現場の力が下がってるっていうのは、先生はどこで感じられますか？

野中● やっぱり若い医者でしょうね。我々の世代は、もうちょっとなんとかしようっていうもがきがあったけど、今の若い精神科医は、ＤＳＭ[62]で簡単に診断つけて……

上田● 薬物治療にかなりシフトして……

野中● やっぱり医者やってるとメディカルモデルになるんですよ、若い人はね。メディカルモデルだとやっぱり薬で勝負なんですよ。だからいま私は日本全国で、薬物という生物学的な治療と、心理－社会的な治療がちゃんとドッキングできるような研修の運動体、ＳＳＴ[63]研修会ってやってるんだけど、なかなか若いお医者さんが集まってこない。要するに、心理－社会的な治療っていうか、暮らしの支援なんてことやったら、医者からは無視されるわけ。おまえ何やってるんだ、そんな医師としての進

61　従来〝がん・脳卒中・急性心筋梗塞・糖尿病〟（四疾病）、〝救急医療・災害時における医療・僻地の医療・周産期医療・小児救急医療を含む小児医療〟（五事業）が、医療法のもとで「四疾病五事業」として指定され、国による医療提供体制構築の重点課題とされてきた。二〇一二年に新たに「精神疾患」が加えられ五疾病となった。同時に「居宅等における医療」が加えられ、合わせて「五疾病・五事業及び在宅医療」が重点課題として取り組まれることになり、以来、都道府県の地域医療計画には精神疾患についての医療提供体制についても書き込まれることになった。

62　ＤＳＭ-５。アメリカ精神医学会が定めた精神疾患の分類と診断の手引き［第５版］(Diagnostic and Statistical Manual of Mental Disorders)。世界保健機関が定めたＩＣＤ-10 (International Statistical Classification of Diseases and Related Health Prob-

歩を邪魔するようなことをやっちゃいかんって。だから若い医者は、生活がどうっていっても結局表面しか見てない。それでいいと思ってる。病院が大変だったら開業すればいいわけだし、いちおう儲かるし、誰にも責められないわけですよ。本当の問題が放置されてるんですよ。それでいいのかって、問題提起する必要がある。

伊藤●　今の野中さんの話で教育の重要さっていうことはその通りでね、一時、アンチスティグマの研究に[64]関わったことがあります。モデル地区をつくって、中学校と高校で当事者が保健体育の授業で病気の体験を語るという試みをしたんだけど、それはそれだけで終わっちゃってその後生かされてないんですよね。それからもう一つは医学生の教育。実は昔はね、患者さんが授業に参加してたんですよ。でもそれは供覧患者っていって、慢性期の患者さんを保護室から出して来て精神病の症状はこういうものなんですよって教室で見せる。それが教育だった。そうじゃなくて、医学部教育で、統合失調症の患者さんが実際に自分の体験なり、医療への不信とかも含めて、きちんと学生に語る、そういう教育システムをやっぱりつくらないと。義務教育、高校教育、医学部教育、それにあなた方が関わるようになればね——もちろんちゃんと講師料をもらう。やっぱりそこまで踏み込まないとなかなか変わらないんじゃないかと思いますけどね。

野中●　最近でいうと、心筋梗塞の症状と治療法が世間に瞬く間に知れ渡ったわけですよ、ある女優が倒れて大きく報道されたから。簡単な話なんです。だけどとりわけ皇室関係者とか政財界の大物なんかが精神疾患になったとしても、適当な病名をつけて隠される。国民全体に正確な情報を隠蔽するわけですよ。それだけ偏見に凝り固まってるのを変えるには教育しかないわけです。

lems. 疾病及び関連保健問題の国際統計分類［第10版］）とともに世界各国で用いられている。日本の医療統計行政ではICDが採用されている。

63　社会生活技能訓練（SST：Social Skills Training）。精神障害者の治療やリハビリテーションに用いられる代表的な認知行動療法。訓練を受けた専門家のもとで、数人の患者が自分自身の闘病生活や日常生活上の課題を互いに協力しながら解決し、病気や生活上の障害を克服していく方法。グループ内の仲間による示唆や支援が重要な役割を果たし、集団精神療法的な効果も生む。

ストロベリーママ● 私は小学生の二人の子どもに、特に精神障害者って言ってないんですけど、小さい頃からこういう仲間、車椅子の人とか精神障害者とかいろいろいるなかで育ってきて、子どもたちは何も思ってない。でも学校で車椅子の勉強したり、そういう身体障害の話をしてるなかで、友達から言われるらしいんですよね。みんなは、普段会う機会がないらしいんですよ。でも、そういう子どもたちと精神でも身体でも知的でも障害を持つ人と会う機会がもっと増えれば、やっぱり教育という場も変わってくると思うんです。今回の対話を通して、自分が知らなかったこととか、いろいろ違う見方があるんだなと思いましたし、ここで話し合ったことで、これから精神科、病院とか地域とか変わっていければいいなと思うし、当事者もみんなが変わっていければいいと思います。

藤田● 僕は、特別支援は名前が変わる前から文部科学省と交渉してきたんですけれども、やはり教育ですね、共に学び共に育つ。幼稚園小学校中学校、原則、同じ校区の中で障害があってもなくても分け隔てなく教育する。それで痛みを知るっていうかな。いま特別支援学校って、自分が住んでるところからバスで行ったり、親が車で送り迎えして通うんです。だから卒業すると地域に誰も友達いないんですよね、行く場所ないし、閉じこもるし。最近少子化で、統廃合されて中学校と小学校が一緒の共学のようになってきているところが多いので、やっぱりその中に、特別支援学校の教室をもっていかないといけないんじゃないかというのがあります。現状でもずいぶん予算を使っているんで、そのなかで何かできないのかなと思いますね。そういう点では精神科とか病院の問題、地域の問題っていうところで今後考えていかないと、と思ってます。

徳山● 病院はいかにオープンにしていくかが大切だと思うんですけど、もう一つは、精神障害者自身が社

64 スティグマはもともと罪人や奴隷への焼き印「烙印」を指し、恥辱・汚名、また聖痕の意味もある。社会の成員がある人々をある特徴（精神障害、身体障害、人種、宗教など）でもって自分たちと違うグループに属するものとして区別して、それに固有の烙印（特殊な名称）を与え、権利剝奪など不利な状況をつくりだす。スティグマは社会的偏見と差別をもたらすものであり、そのような集団的な誤った人々の意識を変革しようとすることがアンチスティグマ活動（反偏見活動）である。

会で通用するためには、約束と責任を少しずつ果たしていく――軽い約束から、オレにもできるんだって少しずつ自信を持たせてやっていくことがとても大切……エンパワーメントですね。精神障害者は何もできないから、じゃなくて、少しずつ責任と役割を持たせてやって、実際に果たせなかったら怒られます。僕も責任を果たしていく過程のなかでだんだん自信がつきました。それがとても大切だと思います。だからエンパワーメントっていうことは、約束と責任を果たしていくなかでしかつくられないと思います。それが本当の自立じゃないかなって思います。

山梨●　やっぱりここに関わった人たちが総力をあげて、それこそ一つずつ取りかからなかったら少しも風向きは変わらないのかなと思いますね。僕はやっぱり障害者です。障害者になって、障害者として認めて……そうすると社会からは、障害者イコール、スキルがない、障害者イコール仕事ができないと決めつけられて、とてもつらい時期がありました。で、自分達で違うことをしているうちに違うほうに変わっていった。障害者だからできる、障害者しかできない、というものを探して、そのなかで障害者目線の統計調査というのをしていった。それを十年やってきて一つ身に付いたことはですね、やっぱり精神障害者っていうのは人に基本的に信用されませんので、人に信用される精神障害者っていう像をつくるのに一つ守らなきゃいけないことは、できない約束はしないことです。今後もそうして、障害者しかできない、もしくは精神障害者しかできない、ちゃんとした、社会的に認められるような統計調査事業を続けていきたい。そしてそのなかで活動として、社会に変化を与えていきたい、それは続けていかなくてはならないことだと今回つくづく思いました。

野中●　精神障害者にしかできないことをもうちょっとちゃんとやりたいって言うんだけど、こっち側の精神保健の専門家としてちゃんとやりたいっていう意味ではね、医者として精神科医がもっと手を引けって（笑）。自分でなんでも引き受けちゃって、やれるならいいけど、引き受けたばっかりでそのまま何もやらないで、それで済まされてるからこういう事態。もっとチームワークで取り組まないといけない――だいたいここに医者しかいないっていうのが問題。やっぱりソーシャルワーカーや看護師、その周辺が変われば医者も変わるんだから。医者だけに変えろって言ったって医者が膨大なことを勉強しなくちゃならないから無理なんですよ。患者さんの生活まで見てるわけにいかないわけですよね。だったらチームワークで、ほかの人が入るのを許して、そこに入ったらお金をちゃんと付けろ、そういう政策に転換するっていうことがないと、延々と、わからずやの医者と、戦闘的な精神障害者がいるっていうことになるね（笑）。

対話を振り返って：座長から

患者と医師が意識や認識の違いをテーブルを囲んで話し合いました。その場に立ち会えたことで、曖昧だったいくつかの点について重要なインスピレーションを得ることができました。そういう意味で、私にとってとても楽しい対話になりました。

もし私が統合失調症になったら、診てほしいと思う医師はこの対話に参加された三人のような方。それを前提として、私の横にゼンセイネットのメンバーが座っていてくれる。そんな精神科臨床を受けたい。そうであれば私は、病を受け容れることができるかもしれないなと少し安心しました。たとえ五分の臨床でも、診察室に私の人となりをわかってくれている仲間がいれば、私は落ち着いて診察を受け、感じていることを正直に言葉にすることができそうです。減薬してほしいと言えるし、逆にものすごく調子悪いので薬ふやしてほしいとも言えます。調子悪いなどと言ったら入院させられると心配して、大丈夫ですなどと嘘を言わなくてもいい。患者にサポートがつくことによって、対等な信頼関係をつくりやすいと思います。

　診察室に一緒に入ってもらうことは今の制度でも可能なようです。上田さんは「患者さんが了解すれば入れてやらないとしょうがないね」と言われましたし、伊藤さんも「主治医が同じだとまずいですが、同じ当事者でも病院外の当事者、家族よりはまだ関係がよくて本人も一緒についてきてもらったほうがいいっていう、それはあり得る。友人みたいな感じですね」と言われました。診察をする医師が少し柔軟に対応してくれれば、いま不安を抱えてたった一人で精神科医療を受けている人に光がさしこむのではないか。それは私を含めて病を得る可能性のある人にとっても、希望になります。

　病を得て混乱の極致にある時でも、私はそうである前の私にしたように対応してもらいたい。仲間にも医師にも家族にもそれを求めます。私だけではなくみんなそうあれるように、精神科医療に関わる人々の間にあるギャップを確認しながら、埋めていく作業を始めたい。その道筋が見えてきた対話になったと思います。ありがとうございました。

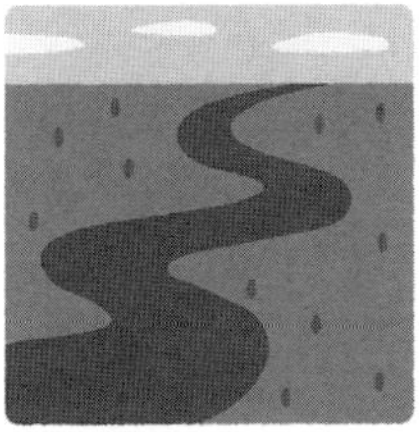

精神医療は誰のため？――ユーザーと精神科医との「対話」

2015年8月20日　初版第1刷発行

ISBN978-4-7639-6024-5　　定価はカバーに表示

著　者　NPO法人全国精神障害者ネットワーク協議会
（ストロベリーママ、徳山大英、藤田幸廣、山梨宗治）
伊藤哲寛、上田啓司、野中 猛、八尋光秀　©

発行者　中村三夫

装　幀　岡　孝治

カバーイラスト　まるやまももこ

本文イラスト　みふねたかし

印　刷　横山印刷株式会社

製　本　永瀬製本所

D T P　Kyodo-isho DTP Station

発行所　株式会社 協同医書出版社
〒113-0033　東京都文京区本郷3-21-10
電話03-3818-2361　ファックス03-3818-2368
郵便振替00160-1-148631
http://www.kyodo-isho.co.jp/　E-mail：kyodo-ed@fd5.so-net.ne.jp